森川すいめい
精神科医

オープンダイアローグ
私たちはこうしている

医学書院

オープンダイアローグ
私たちはこうしている

発　行　2021 年 9 月 15 日　第 1 版第 1 刷ⓒ
　　　　2021 年 11 月 1 日　第 1 版第 2 刷

著　者　森川すいめい

発行者　株式会社　医学書院
　　　　代表取締役　金原　俊
　　　　〒113-8719　東京都文京区本郷 1-28-23
　　　　電話　03-3817-5600(社内案内)

印刷・製本　アイワード

本書の複製権・翻訳権・上映権・譲渡権・貸与権・公衆送信権(送信可能化権を含む)は株式会社医学書院が保有します.

ISBN978-4-260-04803-3

はじめに

　北欧の国のひとつフィンランド。その最北部、西ラップランド地方のトルニオという小さな街に、「ケロプダス」という名の精神科の病院があります。

　1984年8月27日、その病院は対話主義を宣言をしました。

　その日、最初にふたつのことが決められました。

> ・ その人のいないところでその人の話をしない。
> ・ 1対1で話さない。

　のちにその取り組みは「オープンダイアローグ」（開かれた対話、対話を開く）と呼ばれるようになりました。

　そしてこのふたつの決定は、「オープンダイアローグの土台」として今も大切にされています。

＊

　1992〜97年のあいだにケロプダス病院に相談した75名（精神病状を有するとされた人たち）への調査が行われました。かれらの8割は精神病状の残存がなく、学業やフルタイムの仕事に復帰しました。抗精神病薬を内服したことのある人は24％で、内服を継続する人は20％でした[*]。この調査はその後も続けられ、2015年までの調査でも同等の結果が報告されています。

　このような数字を、にわかに信じがたいと感じる人も多いかもしれません。現代精神医療においては、幻覚や妄想とされるものに強

く影響された状態で病院にいらっしゃる方のほとんどに抗精神病薬が勧められ、内服治療を長期に継続することが大切だと教わります。仕事や学校に戻るのも容易ではないのが現状なのです。

しかしながら私は直感的に、このようなことは起こりうるとも感じていました。

そこで、まずはどのようなものなのか実際を知ろうと、2015年夏に、友人たちとケロプダス病院を訪問しました。何か私の知らない魔法のようなものがあるのかもしれない、特別な治療方法があるのかもしれないと思って。

秘密を知りたくて扉をあけた向こう側に見えた世界。そこにあったのは、人を人として尊重した、ただの対話でした。

最初に現場を見たときにこう感じたのでしたが、私はそれでもまだ何か特別なものがあるに違いないと思って、結局ケロプダス病院には2回、フィンランドには合計11回訪問し、そのあいだにオープンダイアローグのトレーニングも受けてトレーナーの資格を得るほどに熱中しました。

そしていま思うことは、やはり「オープンダイアローグとはただの対話だ」ということです。魔法のような方法も、特別な技法も、どこにも存在しませんでした。実直なまでのただの対話。しかし同時に、その対話実践にはさまざまな工夫や経験が蓄積されていました。

＊

フィンランドで始まった対話実践をどうしたら日本の現場で実現させることができるのか——。

ケロプダス病院を訪問したメンバーたちと、このことについて何

度も話し合いました。それぞれの場所で実践を重ね、「オープンダイアローグ」というものの意味を理解する試みを続けてきました。こうして4年以上かけて出来上がったのが本書です。

　この本の全体の構成は次のとおりです。
　序章にはオープンダイアローグの誕生背景を書きました。歴史的背景を知ることは、オープンダイアローグ理解の助けになると思います。
　第1章、第2章は、概念的な話になります。対話をよく知る方にとっては当たり前のことかもしれませんので、具体的なことを早く知りたいという方は第3章から読み始めてください。細かく目次を分けていますので、読みたい項目だけ読んでくださってもわかるように書いたつもりです。
　第3章から第7章は、具体的な実践の工夫例を書いています。オープンダイアローグには、対話の場をどのように開いていくかについて、さまざまなアイデアが蓄積されています。あくまでも"例"であり、このやり方が正しいということではありませんが、みなさんの実践現場でも役立つことがいくつかあると思います。

　本書は、「どうしたら日本の現場で実現できるか」の問いに、自分たちの取り組みを紹介することによって答えようとしたものです。困難を抱える人たちの役に立つことを願っています。

---

*Five-year experience of first-episode nonaffective psychosis in open-dialogue approach: Treatment principles, follow-up outcomes, and two case studies. *Psychotherapy Research*. March 2006, 16(2):214-228

［装画］川原瑞丸
［ブックデザイン］日向麻梨子（オフィスヒューガ）

オープンダイアローグは
こうして生まれた

　現代の精神医療の現場は、「症状を分析し、診断名を確定し、治療や支援方針を決める」というスタイルが中心になっています。生活を支えるための公的な資源の多くも、診断名にもとづいて設計されています。

　しかし医療を含めた支援の現場にいる人たちの多くは、診断や治療だけでは、困難に直面した人たちを助けられないことを知っています。**ほとんどの困難は診断名の外にある**からです。「こんな支援があればよかったのに……」とか、「誰かじっくり話を聞いてくれる人がいたら状況が変わったかもしれないのに……」と思っても、どうにもできない現実に日々直面しています。

　医療以外の資源がとても少ないため、精神面の助けを必要とする人たちは病院を頼ることになります。しかし精神医療の現場には人々の話をじっくりと聞く時間はほとんどなく、話を十分に聞かれることのないまま治療や支援の方針が決まってしまうことはまれではありません。

　日本ではこうした状況がずっと続いていますが、世界を見渡してみるとどうでしょうか。実のところ1960年代までは、世界中の精神医療の現場も似たようなものでした。

　こうした問題に対して、ケロプダス病院は1980年代に応答を始めました。まずは困難に直面した人たちの苦悩をじっくりと聞く。ただその人たちのことを理解するためだけに、その人たちが話したいと思うことを聞く。そして話す。

　こうして対話を重ねることで、多様なことが見えてきました。困難に直面した人たちを助けるにあたって、診断や治療が占める部分は本当に小さいということ、医学以外の助けがたくさん必要だということがわかったのです。

オープンダイアローグの根源

　その後ケロプダス病院では、いくつもの選択をしていきました。そのひとつは、多様な問題に「柔軟かつ機動的」に対応できるように、既存の病院支援の仕組みを変えていったことです。それまでのような「助けを求める側に、病院の仕組みに合わせてもらう」のをやめて、多様な困難な状況に応じて病院側が変化し続ける、という選択です。

　冒頭に述べたように「**困難に直面した当人のいないところでその人の話をしない**」と決めたがゆえに、その変化はつねに困難を抱えた人の声を反映しています。実はこのことこそが、ケロプダス病院で「オープンダイアローグ」が生み出された源だと私は思っています。

　しかしそんなケロプダス病院にも、当然ながらオープンダイアローグを知らなかった日々があります。そこでこの本ではまず、ケロプダス病院でオープンダイアローグが始まるまでのことから紹介します。この気づきと変化の軌跡のなかに、これからオープンダイアローグを実践したい方たちへのヒントがたくさん詰まっているように思うからです。

　1984年8月27日にケロプダス病院はオープンダイアローグを誕生させました。

　この1日前の1984年8月26日、ケロプダス病院では、スタッフ向けにある勉強会が開催されていました。その勉強会がケロプダス病院の対話を開いていったわけですが、その話をする前に、少し前史を遡ってみましょう。

＊

　1960年代までのフィンランドでは、幻覚や妄想など精神面の困難に直面した人たちは、精神科の病院に行っても話を聞かれることがほとんどなかったようです。当時を知るあるスタッフはこう言います。

「自分の人生を決めるような大事なことが自分のいないところで決まり、その決まったことに対して従うのか従わないかが問われ、従わないと言っても強制的に従わされる。こうして本人の意思とは関係なく精神科病院に何十年も閉じ込められる。それ以外の選択肢がほとんどなかった時代でした」

　1960年代になり、トゥルクという地域で医師のユーリョ・アラネンらのチームが、「当人のいないところで治療方針を決めない」という方針を打ち立て、その人と家族を同じ席に招きました。そこに複数の専門職が入って、輪になって会話を始めました。

　症状緩和や診断に役立つことを聞くというよりは、「その人や家

族が何に困っていて、どうしてほしいのか」というニーズを聞き、専門職複数名と一緒に考えていくものでした。

その試みは後に **Need-Adapted Treatment**（ニード・アダプテッド・トリートメント：ニードに適合した包括的な治療）と呼ばれるようになります。それだけで長期入院割合が60％減ったといわれます*。

それまでは専門職によって症状にもとづいた診断がなされ、治療方針はもとより、場合によっては「その後の人生の大半の時間がどのように使われるか」が、その人のいないところで決まっていました。つまりこういうことです。ただ「その人のいるところで話をして方針を決めた」だけで、その後の人生が違うものになったのです。

この Need-Adapted Treatment というスタイルは、困難を抱えた本人や家族の気持ちをシェアするという点においても、複数の専門家の意見を持ち寄るという点においても、さらに人権という点においても、治療選択の幅を大きく広げました。結果的にこのスタイルはフィンランド中で推奨されることになります。

またこの時期、精神医療に関する世界の潮流は「**脱施設化**」に向かっていました。精神面の困難に直面した人たちが病院の外で生活できるように援助する試みが、世界中で加速していきます。精神科病院のベッド数は激減し、地域で生活するための社会資源がたくさん生まれました。

フィンランドでも、世界の潮流からは少し遅れたものの、ベッド数削減は喫緊の課題と認識されていました。国の方針が脱施設化に向かったことにより、すべての病院はみずからの存続方法を検討しなければならなくなったのです。

*伊勢田堯「フィンランドとベルギーの精神医療改革」『こころの科学』180号、2015年3月

オープンダイアローグが生まれた日

　当時160の病床があったケロプダス病院（2017年現在22床）も例外ではありませんでした。病院のスタッフたちは、脱施設化の流れをどうしたら患者さんの役に立つかたちで実現できるか、検討を続けていました。その一環で先に述べたように、1984年8月26日にNeed-Adapted Treatmentのチームを勉強会の講師として招いたわけです。この勉強会こそが転換点でした。

　チームの話を聞いたスタッフたちは「これならできる」と思い立ち、翌27日に、院長発令のもと、本書「はじめに」に述べたふたつのことが決まったわけです。すなわち、

　　・その人のいないところでその人の話をしない。
　　・1対1で話さない。

です。だから振り返ってみれば、この日が間違いなくオープンダイアローグの誕生日だったのです。

Need-Adapted Treatmentと何が違うのか

　Need-Adapted Treatmentでは、精神面の困難に直面している本人とその家族、関係する人たち、専門家たちが輪になって話します。それは以前にもあったように「診断と治療方針を立てるために」話

を聞くのではなく、「その人たちのニーズを明らかにする」ために聞くものでした。これだけですばらしい回復援助効果を得たことは前述のとおりです。

この Need-Adapted Treatment は後に、Need-Adapted Approach と呼ばれるようになり、Treatment すなわち治療という枠組みを超えていきました。必要な助けのほとんどが医学の外にあったからです。

Treatment から Approach へ。しかし話はここで終わりません。ケロプダス病院ではそれをオープンダイアローグに変換させました。なぜでしょうか。

私は Need-Adapted Treatment / Approach の論文を複数読んだ最初のころ、それらとオープンダイアローグとの違いがよくわかりませんでした。その人のいないところでその人の話をせずに、とにかくその人たちのニーズに寄り添おうとした。この取り組みとオープンダイアローグは違うのか？

何人もの現地の関係者に、「このふたつは何が違うのか」と質問してみましたが、意見は一致しません。ある人は違うものだと言い、ある人は「Need-Adapted Open Dialogue なんだ」と、つまり違いはないと言いました。

しかしいま私は、Need-Adapted Approach とオープンダイアローグは一見は似ているけれども、かなり異なるコンセプトを持つと確信しています。この違いを理解することがオープンダイアローグの核心に大きく近づくことになると思いますので、話を続けます。

ビルギッタの一言

当時のケロプダス病院の院長だったイレネ・ビルギッタ氏と話す

機会がありました。私はさっそく、Need-Adapted Approachとオープンダイアローグの違いについて質問をしました。お互いに慣れない英語で話していたこともあって、ビルギッタさんの回答ははっきりしませんでした。しかし私は、この答えをはっきり聞かなければ、日本でオープンダイアローグが広がっていくときに大切な何かが抜けてしまうと感じていたため、何度もしつこく質問しました。

彼女はそのしつこさに苛立ったのか、最後にこう明瞭に、少し語気を強めに言いました。

「Need-Adapted Approachとは全然違う。オープンダイアローグにしなければならなかった！」

私はその言葉で、これまでの話されてきたことのすべてが理解できたように思いました、核心部分が異なるのだと。

その両者の違いとは何か──。

Need-Adapted Approachは、困難に直面した人たちのニーズを明らかにして、いろいろアイデアを出しつつ選択肢を広げ、どうしていきたいかを専門家たちと一緒に探していく試みです。一方のオープンダイアローグは、困難に直面した人たちと専門家を交えた対話をする試みです。

この違いは重要なものでした。

ゴールは「対話そのもの」

両者の違いは、そのゴールにあります。Need-Adapted Approachは本人たちのニーズに寄り添っていくというものですから、「ニーズ」を前提にして、治療なり生活なりを考えます。

一方でオープンダイアローグのゴールは「対話そのもの」です。

対話が起こりさえすればいい。対話さえ起こればその可能性はどのようにでも広がる。

　つまりこういうことです。医療や福祉の現場では長らく「専門家が」治療方針を決めていたのですが、その治療方針を「その人たちのいるところで」決めるのがNeed-Adapted *Treatment*で、治療の枠組みを越えた生活そのものも大切にした考え方がNeed-Adapted *Approach*です。

　そして**オープンダイアローグは、これらさえも脇に置いて、「ただ対話をする」**のです。困難なことに直面した、その時点では何ができるかはわからないし、その先のことも不確かである、だからとにかく対話するしかない。

医学から対話へ

　この取り組みを行うにあたってケロプダス病院は、それまで"常識"とされていたものを変えなければなりませんでした。医学から離れ、困難にかかわる人たちを招いて対話を開く、というように。

　まずは病棟での対話が行われました。その対話の場に看護師たちが初めて招かれました。看護師は医師の指示のもとに動くという常識が存在していたので、医師に意見するとか、治療法に対して意見を持つ機会は存在しなかったと言います。

　対話の場に招かれた看護師たちは、医師や心理士に尋ねられました。「あなたはどう思いますか？」と。看護師として当時働いていた母を持つケロプダス病院のあるスタッフは、こう話してくれました。

　「母はすごく驚いたと言っていました。『意見を求められるなんて

思ってなかった。医師という偉い人たちのなかで何か考えを持つことなんてできなかった。とても緊張した』と。だけれども、だんだんわかってきた。病棟でいちばん患者さんたちと接していたのは看護師。たくさんしゃべっていたのも看護師。医学は医師、心理は心理士が専門だけど、患者さんたちのことをいちばん知っているのは看護師。だから自分の考えを言うことは、患者さんの状況を理解し、これからのことを一緒に考えていくときに役に立った」

　オープンダイアローグとは、精神面の困難に直面した人たちとのあいだで対話をするということ。その出来上がったスタイルを見ると、とても当たり前のことに思えます。しかし「症状を見て診断する」ことが中心だった精神医学という文脈においては、人々とただ対話をしていくことは、まったく新しい試みでした。

まずは病棟で
話を聞くことから

　さてここからは、ケロプダス病院でオープンダイアローグがどのように受け入れられていったのかを紹介しましょう。

　1980年代の当時のスタッフたちは、まずは入院している人たちの話を聞くことから始めました。「**それまで私たちは、患者さんの話を聞いていなかった**」とかれらは言います。

　専門家自身が「聞きたいこと」を聞こうとする。聞きたいこととは、診断や治療にとって、またその後の支援のために役立つ情報でした。しかし医師が診断のために聞きたいと思うことと、患者さんが何に困り、何を相談したいかとは異なることに気づいていきます。

　スタッフたちは試行錯誤を重ねていきました。ケロプダス病院の歴史を語ってくれたスタッフは、「話を聞く場所に家族たちを招いた」と言います。

「何十年と病院に住んでいた人のご家族を招いたとき、家族の話を聞いて驚きました。家族の人たちは何十年も前の入院した日のことを鮮明に覚えていて、その話をしたのです。家族の時は止まっていました。私たちは何も助けていなかったと思わされました」

話したい場所で聞く

　病棟から始まった「話を聞く」という取り組みは、その後、外来でも行われるようになりました。

　さらに本人や家族らが病院に来るという当時の常識を覆して、スタッフの側が家に訪問するようになりました。それはきわめて自然な流れでした。話したいことを話したいと思う人と話していくにはどうしたらいいのか。ひとつの解は「話したい場所で聞く」ことだとわかってきたからです。

　病院で話されることと、家で話されることは違う。この気づきは家への訪問だけでなく、職場や学校など「困りごとのある現場で話を聞く」ことだったり、「話したい人が話したいと思う場所で話す」ことへとつながっていきました。

最初の調査

　ケロプダス病院のこの実践に対し、その後、調査が行われました。フィンランド中で行われた調査で、ケロプダス病院はある研究

デザインを担当することになりました。それは「精神症状を有する人たちと会ったときに最初から診断をして薬を処方する」というそれまでの精神医療方式をやめるデザインです。

1990年代に行われたこの調査結果が、のちに世界中にオープンダイアローグを知らせるものとなりました[*]。

初回の対話時に精神病状を有したとされる人たち（75人）のうち**8割の人たちが、5年後には精神病状の残存がなかった**のです。また、抗精神病薬を飲み続けているのは20％でした。

それまでの精神医療ではほとんどの人たちが初回から薬を飲むことを勧められ、内服を継続するよう教育を受けています。それが正しいとされていましたから、この結果はにわかには受け入れられませんでした。

しかしながら今、その対話を体験した人たちや専門家たちが発信者となって、服薬を前提としない考え方が世界中に運ばれています。

オープンダイアローグは1日で誕生する

ここまでが、ケロプダス病院においてオープンダイアローグが生まれていったプロセスです。そろそろ視点を日本に戻します。日本に帰ってから私はどうしたか――。

私のクリニックでオープンダイアローグが始まったのは、2015年9月28日の月曜日。ケロプダス病院から帰って最初の外来の日でした。

その日、私はケロプダス病院でただ一日見聞きしたことを参考にして、外来の構造を変えました。

　それまで私の外来は、机があって、その机に患者さんと同じ方向を向いて座る（患者さんとほぼ斜め横並び）というものでした。いま思えば、ご家族がその場にいても、私は患者さんとだけ話していました。ご家族とはあいさつ程度で、あまり話を聞こうとしていなかったように思います。反省しきりです……。

　その日、私は椅子の向きを机と真逆にして、患者さんとご家族と輪になって話を聞くようにしました。その場にはできるだけ看護師さんに入ってもらうようにしました。

　ケロプダス病院で学んだ「**輪になって対話をする**」という、いわゆる"型"のようなものの実践を開始した日でした。ただ愚直にこれを繰り返しました。最初はぎこちなかったことを覚えています。一生懸命に対話の形を整えようとしていました。今はあたかも自転車に乗れなかった人が自然に乗ることができたかのように、身についたように感じます。

「輪になって対話をする」という型のようなものの繰り返しが、オープンダイアローグという、これまでとは少し異なる実践を助けてくれたと思います。型のようなものと思っていたそれは、ケロプダス病院がその地のニーズや環境に沿わせながら、一つひとつ積み上げていった独自の工夫だったのだと、いま私は理解しています。

　オープンダイアローグが私の現場で誕生した日から5年半が過ぎて、今もまだ変化を続けています。

＊この調査は1992〜93年、1994〜97年の2回に分けて行われましたが、2回目のほうが成績がよくなっています。論文によると「オープンダイアローグのトレーニングが進んだから」とあります。

「私たちのやり方を真似しないでください」

　ケロプダス病院に2回目の訪問をしたとき、セラピストたちがアドリブのロールプレイングをして、実際の対話の場面を疑似的に見せてくれる機会がありました。このとき、セラピストのひとりは、念を押すようにこう言いました。

「これから私たちは、ひとつの場面を行います。しかしみなさんにお願いしたいのは、これがオープンダイアローグだと思って、私たちのやり方を真似しないでほしいのです」

　私が今このエピソードを出したのは、読者のみなさんにも、**この本に書かれていることをそのまま真似しないでほし**いと言いたいからです。

　この本には、あくまで私が仲間たちとともにケロプダス病院で見聞きしたことや、自分たちが経験したことが書かれています。非常に限られた経験がもとになっていますから、何が正しくて、何が間違っているかはわかりません。ただ、みなさんの実践のヒントになればと願いを込めながら書きました。

ふたつの土台

1984年8月27日、
オープンダイアローグが誕生した日、
ケロプダス病院は
ふたつのことを決めました。
「その人のいないところで
その人の話をしない」
「1対1で話さない」です。
このふたつが今も、対話主義を支える
土台となっています。

実際の「対話セッション」の様子 ━━━━━ 1

ここでまずは、実際の対話セッションの様子をご紹介します。どんな会話がなされ、どんなことが大切にされているのかをお伝えできればと思います。このあとの章でご紹介しているさまざまな工夫がこのセッションに含まれているはずです。

とはいえ実事例をそのまま紹介することはできませんので、以下も含めて本書に登場するのはすべて、これまでの経験にもとづいた架空の実践事例です。

━━━━━

ある寒い日の夕方、クリニックの近くに住む方から相談の電話があった。

「うちの息子が部屋に閉じこもっているんです。以前は病院にも行っていたのですけど、今は外に出られなくなって、それで薬も飲まなくなってどうしたらいいのかと……。保健師さんに相談したら、病院の人が家に来てくださると聞いたのでお電話しました」

スタッフは「心配ですね。お話をお聞きしたいと思います。いくつか、うかがいたいことがあるのですがいいでしょうか」と受けて、名前と年齢（息子：マコトさん22歳、母：アキコさん45歳。以下すべて仮名）、住まいのほか、現在の状況を少し聞いた。

　母と子のふたり暮らしで、夫とはマコトさんが子どもの頃に離婚。中学生の頃から不登校になって、中学2年生のときから精神科を受診。高校は通信制のところに入ったが中退。バイトをするが人間関係がうまくいかず、すぐにやめてしまった。21歳頃からほとんど外出せず病院も行かなくなった。部屋で一日中寝ている。親子の会話はほとんどなく、何か言うと怒ってしまう。食事は部屋に持っていく。

スタッフ：とても心配な状況だと思いました。今のマコトさんの困りごとに関して知っている人は、叔母様と保健師さんですね。ほかにはいらっしゃいますか？

アキコ：いえ。ほかには言っていないです。

スタッフ：ご自宅におうかがいするときに、叔母様と保健師さんもご一緒いただくことは可能でしょうか。

アキコ：えっと、言えば来てくれると思います。

スタッフ：ありがとうございます。マコトさんは叔母様と保健師さんがご一緒されても大丈夫でしょうか。

アキコ：息子にはまだ病院に電話するとは言っていなくて、息子がなんと言うか。保健師さんが一度家に来てくれたのですが、そのときはあまり話さなくて。

スタッフ：そうでしたか。保健師さんが帰られたあとは、マコトさんはいかがでしたか。怒ったりしましたか？

アキコ：いえ、何も変わりませんでした。

スタッフ：マコトさんに私たちがうかがうことを伝えることはで

きますか？

アキコ：あ、はい……。事前に伝えたほうがいいのでしょうか。

スタッフ：事前に伝えることで心配なことがありますか？

アキコ：……変わらないですね。

スタッフ：保健師さんと叔母様も一緒にいてもいいかをマコト
さんにご確認いただいて、もしもよいということであれば、
みなさんのご都合が合えばご一緒いただけたらと思っていま
す。

アキコ：わかりました。

＊

　病院に電話があってから8日後の火曜日、15時頃に自宅にうかが
うことになった。スタッフは看護師（イワタ）、精神保健福祉士（ヤ
スイ）、医師（モリカワ）の3名。

　家は一軒家で少し奥まった場所にあった。インターホンを押すと
アキコさんがドアを開けた。

モリカワ：はじめまして、Aクリニックのモリカワと申します。

「こちらは……」と促し、それぞれがあいさつと自己紹介をした。

　すでに保健師（タナカさん）と、叔母（ミエコさん）がリビングの
テーブルの席についていた。椅子はほかの部屋から持ってきたと思
われるもの、ソファ、背もたれのあるもの、と種類が異なってい
た。アキコさんは私たちを席に案内して、お茶を用意してくれた。
互いに挨拶をしたあとにモリカワが言った。

> **モリカワ**：マコトさんは、いらっしゃることはできますか？
>
> **アキコ**：はい、あ、でも、何か事前に私からみなさんに状況を
> お伝えしておいたほうがいいでしょうか。
>
> **モリカワ**：できたら、マコトさんのいるところでお話が始めら
> れたらと思っています。マコトさんにとっても「事前に何か
> 話された」と思ったら、話しづらいかもしれません。いかが
> でしょうか。
>
> **アキコ**：そうですね。では。

　そう言ってアキコさんは、席を立ち2階にあがっていった。5分
くらいが過ぎたあとでマコトさんも降りてきて、うつむいたまま
黙って席についた。

> **モリカワ**：はじめまして。私はAクリニックから来ましたモリカ
> ワといいます。

　精神保健福祉士のヤスイと看護師のイワタも自己紹介をすると、
マコトさんは小さくうなずいた。

> **ヤスイ**：今日は私たちを招いてくださってありがとうございま
> す。アキコさんから1週間くらい前にお電話をいただいて、こ
> の日を迎えました。会を始める前に、みなさんが今日のこと
> をどのように聞いていらっしゃるかを確認させていただいて
> もいいでしょうか。……お電話をくださったのがアキコさん
> で、私が電話を受けました。よろしければアキコさんから、
> 今日の会のいきさつをお話しいただけますでしょうか。

アキコ：あ、はい。え、っと。保健師のタナカさんに、2年くら
い前から相談をしていたのですが、1か月くらい前に、家に先
生が来てくださるというのがあると聞いて、それでどういう
ものなのかお聞きしたくて病院にお電話しました。そしたら
来てくださるとすぐに言ってくださって。

ヤスイ：ありがとうございます。私が事前にアキコさんからお
聞きしていた経緯と同じですね。

アキコ：はい。

ヤスイ：マコトさんにもお聞きしてもいいでしょうか。

マコト：——。あ、いや、母が。

マコトさんは少し顔をあげて、小さな声で話し、またうつむいた。

ヤスイ：アキコさんから聞いて、とのことでしょうか。アキコ
さんの話に何か付け加えたいことはありますか？

マコトさんはうつむいたまま小さく首を振った。

ヤスイ：ありがとうございます。ミエコさんにもお聞きしても
いいでしょうか。

ミエコ：はい。姉からはよくマコトのことを聞いていて、今日
の会があると聞いてうれしくて、ぜひ参加したいと伝えたん
です。

ヤスイ：そうでしたか。ありがとうございます。タナカさんは
いかがですか。

タナカ：お母さんが話されたとおりで、最近、先生たちのこと

を知りまして、それでお母さんと話しまして。それで今日先生たちがいらっしゃると聞いて、私も参加したほうがいいと言ってくださったと聞いたので、うかがいました。

ヤスイ：ありがとうございます。

ヤスイがここまで話されたことを要約したところ、それぞれがうなずいた。

ヤスイ：それでは今日の会を始めていきたいと思うのですが、今から60分ちょっと、16時30分くらいまでを予定しています。みなさまご都合大丈夫でしょうか。

それぞれがうなずく。

ヤスイ：少し長い時間になりますので、途中でお疲れになったりしたら教えてください。アキコさんがお茶を入れてくださっていますので、お茶をいただきながらお話をお聞きできたらと思っています。

ヤスイは皆と目を合わせながら続ける。

ヤスイ：では、最初にみなさまそれぞれから、今日話したいと思うことをお聞きしてもいいでしょうか。……マコトさんからお聞きしてもいいですか。そのあとアキコさん、ミエコさん、タナカさんにもお聞きしたいと思っています。マコトさんよければ。

マコトさんに視線が集まる。

マコト：いや、特には。

マコトさんはうつむいたまま話した。ヤスイは、話したいことがあったらまたいつでも話していいことを伝えたあとで、アキコさんに話すことを促した。

アキコ：はい。息子のことが心配で、どうしていったらいいのかをお聞きしたいです。

アキコさんは続けて、マコトさんが中学のときから不登校になったこと、人に見られていると言って外出がこわいことなど、電話でヤスイに話していたことをあらためて話した。

ヤスイ：ありがとうございます。ミエコさんにもお聞きしてもいいでしょうか。
ミエコ：はい。今日は本当にありがとうございます。私はとても心配で。マコトは本当にやさしい子なんです。何が苦しいのかなって。それが聞きたいです。私に何かできることがあるなら、なんでもしてあげたいです。もう、それだけです。姉もいつも泣いていて。本当に私もどうしてあげたらいいのか。

ミエコさんは涙ぐみながら話した。少し間があって、

> **ヤスイ**：ミエコさん、話してくださってありがとうございます。タナカさんにもお聞きしてもいいでしょうか。
>
> **タナカ**：はい。私は2年くらい前からアキコさんから話を聞いています。どうしてあげたらいいのかなと。精神科にも通っていたと聞いていますので、何かお薬とかまた飲めたら変わるのかなって。病院に行けなくなっているので、先生のところでお薬を出していただけるならいいのかなって思っています。
>
> **ヤスイ**：ありがとうございます。今日話したいことをみなさんそれぞれからお聞きしました。追加で、今日話したいと思うことがあればうかがいたいと思うのですがいかがですか。……マコトさんは？
>
> **マコト**：……いえ。

　マコトさんは小さな声で言った。ほかの参加者たちからも、追加はない。

> **ヤスイ**：みなさんの話をうかがって、いくつかテーマがあるように思いました。どんなふうに進めていったらいいのかと考えています。今日は医師のモリカワと、看護師のイワタ、私ヤスイの3名で来ていますので、少し私たち3人で話をしてもいいでしょうか。

　それぞれうなずく。アキコさんが「どこか別の部屋に行かれますか？」と尋ねた。

ヤスイ：いえ、みなさんのいるところで話せたらと思っています。ただ3人で話がしたいので、私たち3人が向かい合って話をします。みなさんはこの場で私たちの話を聞いていていただいてもいいですし、お茶を飲んだりしながらリラックスして過ごしていただけたらと思っています。

3人は椅子を互いに向かい合わせて話し始めた。

ヤスイ：今日はみなさんが参加くださってありがたいと感じています。ミエコさんとタナカさんも時間を合わせてくださいました。マコトさんは特に話したいことはないということでしたが、それでもこの場にいてくださることがうれしかったです。

　アキコさんからお電話をいただいたときは、私はとても心配でした。アキコさんの心労と、マコトさんがどれほどつらい思いをしているのかを想像すると、すぐにでもお会いできたらと思って……。今日の日が来て、そのことはよかったと感じています。

モリカワ：私もヤスイさんから話を聞いて、できるだけすぐにお会いできたらと思っていました。心配していました。

イワタ：私も心配でした。同時にマコトさんと話せるかなと思っていたので、今日マコトさんがこの場にいらしてくださったのでよかったなと思います。

ヤスイ：はい。それで今日は、いくつか話したいテーマがあるようでした。

モリカワ：アキコさんは、マコトさんが不登校になった中学の

ころのお話をされていて、そして今、人の目がこわくて外出できないと言うマコトさんを心配されている。お話をお聞きしていると、今の外に出られないことに対してどのような助けがあればいいのかということと、中学生のころからの困難が今の外出できないことと関連があるのか、もしも関連することであればそのころの話もお聞きしたいと思いました。

イワタ：叔母様のミエコさんも、マコトさんの様子をずっと見ておられて、涙ぐまれてもいて、ミエコさんにとっても安心できることを一緒に考えたいと思いました。

モリカワ：保健師のタナカさんが、お薬の話もしていました。病院に通われていた経緯、お薬を飲まれていた理由もお聞きできれば、お薬が役に立つのかどうかを考えられると思います。またマコトさんには、これまで飲まれていたお薬が助けになっていたのか、お薬を飲まなくなってどうなのか、お薬をまた飲みたいと思うのかなどもお聞きできればと思います。もしもご希望があれば、お薬の説明もしたいと思っています。

ヤスイ：タナカさんがお薬のことを話された理由もお聞きしたいと思います。

イワタ：マコトさんがお薬の話を先にしたいということであれば、その話があればと思います。もしもそうでなければ、お薬の話の前に、私はマコトさんの話をもう少しうかがいたいです。特に話したいと思うことはないということでしたけど、中学のころの気持ちとか、外出できないこととか、人に見られていると思うのは本当にこわいことだと思うので、それがどういうことなのかを聞いて、何かできることを一緒に

考えたいと思うんです。

　少し間が生まれて、ヤスイの「それぞれ思ったことを話せたでしょうか。みなさんとの話に戻したいと思いますが、どうでしょうか」という言葉にそれぞれがうなずき、向かい合わせていた席をふたたび参加者全員が輪になるように戻した。

ヤスイ：お時間をくださってありがとうございます。私たちの話を聞いているあいだに話したいと思うことがありましたでしょうか。もしあれば、それをお聞きしてもいいでしょうか。

　アキコさんとミエコさんは涙ぐんでいた。

アキコ：真剣に考えてくださってありがたいです。相談できる人があまりいなかったから。
ミエコ：ええ、本当に。
タナカ：お薬の話をしましたけど、私もその前にマコトさんの気持ちをお聞きしたいです。2年間アキコさんのお話を聞いていて、私もずっと心配していました。

　そしてまた、間が生まれた。

イワタ：マコトさん、よかったら、何か。

　少しまた間が生まれて、マコトさんは少し涙ぐんで、
「どうしたらいいかわからないんです……」と言った。

また間が生まれた。

> **イワタ**：もう少しくわしくお聞きしてもいいですか？
>
> **マコト**：……人に、ずっと、見られている感じがするんです。
>
> **イワタ**：見られている？
>
> **マコト**：はい。
>
> **イワタ**：どんなふうに？
>
> **マコト**：……あの、パソコンから……パソコンから監視されているんです。

マコトさんは、パソコンをつけるとカメラが起動されて、自分たちのことを監視していると話した。パソコンだけでなく、家にあるほかの電子機器も乗っ取られていて、起動すると自分たちを見ていると。

> **マコト**：ねらわれているんです。命が危ない。だから電源を切って、僕は外に出られない。外に出ると、母も何をされるかわからない。
>
> **アキコ**：前から言ってるけど、そんなことがあるはずないでしょ。
>
> **マコト**：母さんはわからないんだよ。
>
> **アキコ**：そんなことないわよ。私がねらわれているなら私も外に出られないじゃないの。私は仕事に出ているけど何も起こらないわよ。
>
> **マコト**：だからそういうことじゃなくて。
>
> **モリカワ**：アキコさん、アキコさんのお気持ちもお聞きしたい

と思うのですが、マコトさんのお話を全部聞きたいと思っています。そのあとにアキコさんのお話をお聞きしてもいいでしょうか。

アキコ：あ、ごめんなさい。はい。

スタッフ3名はマコトさんのほうを向いた。

マコト：いや、たぶん、僕が何かしたんです。それでいつも監視されるようになった。そしてまた何かしたら命をねらわれると思うんです。だから僕は何もしちゃいけないんです。

モリカワ：うん。パソコンの電源を切っているのも？

マコト：はい。たぶんつけちゃいけないから。つけると変な音が鳴るんです。それでカメラが起動したとわかるんです。

マコトさんは会話中に、冷蔵庫の音がしたり家電モニターの光がついたときに敏感に反応し、「ほら、あれ、また」とこわがった。

マコトさんは監視カメラの原理を話し始めた。とても高度な技術があって、しかしその技術は実在しているという。

モリカワ：いつからそのことに気づきましたか？

マコト：気づいたのは2年くらい前です。アルバイトをしていたときです。IT関係の手伝いをしていました。メールをしていたときに間違えてウイルスのついたファイルを開けてしまったんです。それでパソコンが感染して、会社にも迷惑をかけてしまいました。その日は徹夜で対応しました。その日はそれで終わったんですけど、翌日、会社の偉い人に呼び出

されて、怒鳴られたんです。それで僕は申し訳ないと思って
そのまま会社を辞めました。だけどそれからなんです。僕の
パソコンにも同じメールが来ていて。なんか変だなと思った
のでそのメールは開けずに削除しました。でもそれからパソ
コンが変な音を出すようになったんです。動きも遅くなっ
て。最初はなんでもないと思っていたんですけど……。

第 1 章
ふたつの土台

マコトさんは、アルバイトをやめたあと、数日間寝込んだという。

マコト：数日して会社から電話があったんです。ちょっと話し
たいことがあるから来てくれるかと。僕は何かとんでもない
ことをしたのではないかと思いました。行きますと言ったん
ですけど、何かおかしいと思って。それでパソコンを開いて
会社のことを調べました。そしたらなんか、会社の評判の口
コミが書かれていて、けっこうこわいことが書いてあって。
そのとき、またパソコンから変な音がしたんです。だからす
ぐパソコンを消しました。だけど、たぶん、もう、遅かった
んです。会社に行こうと思って準備をしました。そして外に
出て少し歩いて、そしたら監視カメラが僕のほうを向いてい
たんです。気のせいかと思ったけど、別の監視カメラも光っ
て。こわくなって家に戻りました。

　会社からはその後も何度か電話があったが、マコトさんは電話に
出ずに部屋から出られなくなった。マコトさんは話し終えたあと、
ふたたび下を向いて沈黙した。

モリカワ：とてもこわいことがあったのですね。それは今も続いている。そうか……。どうしたらいいのか……。アキコさんからもお話を聞いてみたいと思うのですがいいでしょうか。

マコトさんはうつむいたまま返事をしなかった。

アキコ：その話は聞いていました。会社にも事情を聞いたんです。でも、たいしたことじゃないと会社の人は言っていて。会社の人は、マコトがまじめに働くので、仕事を続けてほしいという電話をくれたんです。だから私はマコトに行きなさいって。
マコト：母さんは何もわかっていない。だまされているんだ。いつもそうだ。僕の話を聞こうとしない。

マコトさんは少し大きな声でそう話した。
少し会話の間が生まれた。ミエコさんとタナカさんは言葉を足すことが難しいというような表情で黙ったままだった。

モリカワ：パソコンは、今も、カメラがついているのですね？

マコトさんは顔をあげて「はい」と言った。

モリカワ：パソコンを買い替えるのはどうですか？
マコト：同じことなんで。
モリカワ：そうか……。
ヤスイ：同じことというのはどういうことかお聞きしてもいい

ですか？

マコト：買い替えてもまたすぐウイルスを飛ばされて、すぐに感染すると思います。そしたら同じことなので。

イワタ：カメラで監視される……。

マコト：……。

イワタ：私たちに手伝えることがあればしたいのですが……。何かあれば教えてくれますか？

マコト：……いや、無理です。もう遅いんです。

時刻はすでに16時15分になっていた。

ヤスイ：ごめんなさい。お話の途中ですが、今日はそろそろ出なければならない時間になってしまいました。明日またうかがえたらと思うのですが、いいでしょうか。

マコトさんは顔を上げ、母親を見た。

アキコ：ぜひ、お願いします。明日は仕事を休みます。

ヤスイ：すみません。ありがとうございます。ミエコさん、タナカさんはいかがでしょうか。

叔母のミエコさんは明日も来たいと話し、保健師のタナカさんは予定があって来ることができないが、ほかにも話す機会があれば教えてほしいと言った。

ヤスイ：あと10分くらいなのですが、それぞれの方に、最後に

話しておきたいと思うことがあればお聞きしてもいいです
か？ マコトさん。

マコト：あ、いえ。

アキコ：もう少し、話を聞いてあげていたらよかったのかなと
思いました。明日もよろしくお願い致します。

ミエコ：そんなことがあったなんて知らなくて。マコト君ごめ
んね。私も明日来るから。

タナカ：明日はごめんなさい。何かできることがあったら教え
てください。

　それぞれが挨拶をして、お茶のお礼や、椅子の準備に感謝の気持
ちを伝えながら家を出た。

＊

　翌水曜日、18時頃に自宅へうかがった。スタッフは医師のモリ
カワと精神保健福祉士のヤスイの2名だった。看護師のイワタが来
られないことを謝り、マコトさん、アキコさん、ミエコさんと5名
で机を囲んだ。

ヤスイ：きのうはあのあと、どうでしたか？ 眠れましたか？

マコト：はい。というか、母と叔母が……。

アキコ：あのあと3人で夜中まで話したんです。何があったの
かなって。いろいろ知らなかったことも聞けました。マコト
は私に怒っていたのね。

マコト：いや、違うんだよ。

アキコ：私、あまり話を聞いてあげられていなかったのかなっ

て。2年前に会社の人から怒られたというときに、私は「会社なんてそんなもんよ」って言って、あまり寄り添おうとしなかった。私も働いていたから話を聞こうとしなかったの。でもそれは2年前のときのことだけじゃなくて。マコトが小さいときからずっとそうだったとわかりました。

ミエコ：姉はずっと、ひとりでがんばってきたんです、ダメな亭主と別れたあと。前の旦那は金遣いの荒い人で、ほとんど家に帰ってこなくて、浮気して、そのまま出ていってしまった。マコトがまだ3歳くらいのこと。姉は働かなきゃいけなかったから、マコトを祖母と祖父、つまり私たちの両親のところに預けたの。でもその祖父は私たちにとっては義理の父親で、私たちはあの人がどんな人だか知らなかった。マコトに暴力を振るっていたの。それに気づいて、すぐにマコトを連れ出して私の家に住まわせた。姉はひとりで働かなければならなかったし。マコトにはとてもつらい思いとさみしい思いをさせたのね。マコトは夜中に大声をあげて起きることがしばらく続いていました。

マコトさんはずっと下を向いて泣いていた。

アキコ：こんど電気屋さんを家に呼んで、電気機器と、あとパソコンは修理のところに持って行ってウイルスがあるかどうか見てもらおうと思っています。今度の日曜日に。

この日は60分のあいだ、そんな話が続いた。残り15分のところでヤスイが時間を伝えるとマコトは言った。

マコト：パソコンや、冷蔵庫のことは確証を持っているわけではないんです。ウイルスがないとわかれば少し安心できます。

アキコさんとミエコさんは、「もう少し家族で話してみます」と言って、次に私たちと会う約束を1週間後として、その会は終わった。

＊

1週間が経ち、スタッフは家にうかがった。マコトさんとアキコさんがいた。マコトさんは落ち着いた表情だった。アキコさんは、「きのう、一緒に外に出たんです」とうれしそうに話した。

マコト：僕は、なんか、ずっとこわくて、たぶんうまく眠れなかったんだと思います。少し体調がよくなって、考えすぎている部分もあるかもしれないと思いました。修理に出したパソコンをきのう受け取りに行ったんです。自分で確認したかったので。そしたらウイルスの感染はなくて、ファイルがたくさん保存されていてパソコンが重くなっていることがわかって、ファイルの整理をしたらパソコンから変な音がしなくなりました。まだこわい思いはありますし、やはり監視されていた疑念はありますが、もしかしたらこうやって一つひとつやっていけば解決できるかなと思うようになりました。

次に会うのは「話したくなったときに」ということになり、それから1か月が経ったころアキコさんから連絡があった。高校の通信制に入りなおして卒業を目指すことにしましたという報告だった。

オープンダイアローグによるセッションの様子を読まれ、読者の
みなさまはどんなことを思われたでしょうか。何ということのない
ものだと感じた方もいるかもしれません。ここではあえてセッショ
ンの解説はせずに、どのようなことが大切にされていたのかなどに
ついては、このあとの章でご紹介できたらと思っています。あとの
章を読まれてからもう一度このケースを読み返すと、オープンダイ
アローグというものの理解を深めることができるのではないかと
思っています。

1 その人のいないところで その人の話をしない

「その人のいないところでその人の話をしない」は、ケロプダス病院がオープンダイアローグを誕生させたときに最初に決めたふたつのうちのひとつで、オープンダイアローグ実践の土台部分です。最初にこのことを決められれば、対話実践をする覚悟が決まります。

誰でも自分のいないところで自分のことが話されて、自分についての解釈が勝手に膨らんでいったとしたら、本当に嫌なことだと思います。そこで話された「私」というものは、実際の「私」とは全然違うものだからです。

申し送りも相談も 「その人のいるところで」

私の友人が、ケロプダス病院のスタッフに「専門職の片方が休んだり辞めたりしたときには、別の担当者へ申し送りをしなければなりませんよね。そんなときはどうしていますか?」と質問しました。スタッフはこう答えました。

「当人のいるところで、今までどんなことを聞いたのかを新しい担当者に話します」

当人が思っていたことと、スタッフが聞いて認識していたことにはしばしば違いがあるものですが、その場で話すことができればその場で修正できるため、合理的でもあります。

「仲間や先輩に相談したり、意見が欲しいときはどうされるのでしょうか?」という質問に対しては、「仲間や先輩たちを招いて、その場で話をします」と答えていました。

　相談記録を書くためのカルテも存在するのですが、あるスタッフはこう言います。

「カルテは国が決めていることだから記録を残さなければなりませんが、**私は3行しか書きません**。誰が参加して、どこで話したか、何が決まったか、これからの予定」

　専門職の解釈をそこに書いても意味がないのと同時に、「その人が話したいことは、次回に会ったときは違うものですから」とも言っていました。ちなみに、カルテの長さは人それぞれのようです。どんな方法が正しいかというよりは、どんな考えを持っているかが大切にされています。

　序章でふれた Need-Adapted Approach を長く実践した後にオープンダイアローグの仕事をしていたあるトレーナーは熱く語ってくれました。

「その人のいないところで専門家たちだけで話をすると、専門家たちの頭の中で解釈だけが進んでしまって、事実とは異なるものが進むだけ。有害でしかないんだよ」

「支援する／される」という力関係が対話を阻害する

「支援する人、支援される人」という関係があると、つい支援する人がより知っていて、より正しいとか、従わないのは悪いことだなどと思ってしまいがちです。たとえば、いくら自立を促しても思う

とおりに動いてくれない。そんなとき支援者は、「自立する意思の
ない人だ」「病識がない」「自覚がない」と感じることもしばしばだ
と思います。

　しかしそれは単に、「支援者の思い描く自立に賛同してないだけ」
かもしれません。場合によっては支援者が思い描く未来そのもの
が、本人の思い描く自立を邪魔していることさえあります（ここで
いう「支援する人、支援を受ける人」というのは、親と子、教師と生徒、医師
と患者などと言い換えることもできます）。

　支援の現場には選択肢が少ないため、「求めるものと提供される
ものとが異なればお店を変えればいいだけ」というようなカスタ
マーズチョイスが存在しにくいのもひとつの問題です。需要と供給
のバランスが悪いことから、結果的に支援者の考えが優先されやす
くなります。

　こんな事例があります。
　ある高齢者の入所施設では、外の業者がつくった弁当をまとめて
購入し、それを施設で温めて提供していました。ある入居者が「苦
手な食べ物があるから食事を選べるようにしてほしい」と施設にお
願いしましたが、施設側は「それはできない。自分で選びたいなら
自分でよそで注文してほしい」と返答しました。しかしその人はお
金に余裕がなく、個別に注文することができません。その人はみる
みる痩せていきました。

　それだけでなく、「施設の方針に従わないなら出ていってもらっ
ていい」などと言われたことで喧嘩になってしまいました。立場の
弱いその人は支援者たちに「クレーマー」として扱われ、ついには
精神科受診を強制させられてしまいました。

文章で読むと、たいていの人はおかしいと思うでしょうが、こうした話をときどき耳にします。支援を受ける側に選択肢がないときにこんなことが起きてしまいます。

　支援側が思う良いゴールと、当人が望むゴールが異なるのは当然のことです。この違いがあるからこそ、対等の立場で話す「対話」が求められます。

困っているそのスタッフが「本人」

　その人がいないところでその人の話をしないのは大原則です。しかし、それが完璧に行われるのは不可能なようです。ケロプダス病院のスタッフのひとりは、「そうは言っても、その人がいないところで話してしまうことはあります。私にも感情があるから」と述懐していました。

　相談を受ける側も感情が動いて、特に傷ついたときなどは誰かに話したくなることがあるでしょう。そんなときは、こう考えるようにしているそうです。

「困っている本人とは誰か？」と。

　この場合の困っている「本人」とは、感情が動いたスタッフその人です。「クライアントがどうこう……」という話し方ではなくて、相談に来た人がこんなことを話していたのだけれども、そのとき自分はどう思って、いまどうして話をしたくなったのかを意識しながら話すのです。話を聞く側も、話題にあがった人をどう解釈するかではなく、目の前で話しているその人の気持ちを聞きます。

　こうした意識を持っていると、「そこにいない人たちについて話

されたことは、すべて解釈にすぎない」と考えられるようになります。

子どものことで
相談している家族が「本人」

　これはスタッフ間だけのことではありません。対話の場で、そこにいない人の話が出ることもあると思います。たとえば精神面の困難に直面している当人のいないところで、そのご家族だけと話をするとか、その支援者だけと話をするという機会もあるでしょう。こんなときも「本人は誰か？」という意識を持つことが大切です。

　この場合の「本人」とは「相談をしている家族や支援者その人」です。両親が子どもの相談をしていたとしても、だからといって子どもについて解釈を拡げるのではなく、両親が、その子どもによってどういう気持ちになっているのか、何に困っているのかを話せるように支えます。

　たとえば次のように――。

両親：子どもが病院に行こうとしません。薬は私たちが取りに行っています。私たちが用意しなければ薬を飲みません。デイケアにも行きません。外出もしません。一日中寝ています。どうしたらいいでしょうか。

スタッフ：子どもさんの状況をお聞きしました。今は子どもさんがここにいないので、子どもさんが何を思ってどうして外出しないのかを理解していくのは難しいと感じています。ご本人のいないところで話し合ったとしても、それが間違った解釈になって悪いことにつながるかもしれないことを心配して

いFます。しかしご両親の心配はよくわかりました。何かでき
ることを一緒に考えたいと思っています。まずは、ご両親が
心配していることがどんなことなのかをお聞きしてもいいで
しょうか?

母：はい……。子どもは私たちに気持ちを話してくれません。
だから子どもの気持ちがわからなくて。

スタッフ：わからなくて……。

母：わからなくて、どうしていったらいいのかわからないんで
す。心配です。何かしてあげたい。どうしたら話してくれる
ようになるでしょうか。

スタッフ：ふだんは、どんなふうに話しかけていますか?

母：ふだんは──

　この事例では、最初は子どもについての解釈を進めていくような
会話から始まりました。しかし両親が話していることは「**両親から
見えている子ども**」のことであり、実際のお子さんのことは何もわ
かりません。もしもこのまま専門職が、両親から聞いた状況を分析
して会話を進めてしまったら、子どもを助けることにはならないで
しょう。実際とは異なるのですから。本人がいなければ本人の気持
ちはわからないのが当然です。

　しかしこの現場には両親がいます。かれらが相談の当人です。だ
からかれらの苦悩は聞くことができます。

　子どものことをずっと考えているご家族は、ときどき自分の気持
ちを話すことを忘れている、と私は感じます。子どもを「問題」と
考えその問題を解決しよう、子どもを変化させようとだけしている
ように見えることもしばしばです。しかし、人を変えるというのは

本当に難しいことです。できるのは、相手（子ども）の話をじっく
りと聞くことと、自分自身（親）が変わることしかないと思います。

2 1対1で話さない
──専門スタッフは2名以上

> 専門職の意見が
> 一致しないことが大切

　これも、ケロプダス病院がオープンダイアローグを誕生させたときに決めたふたつのうちのひとつです。ケロプダス病院では、1対1は対話になりにくいと考え、対話を促進する専門スタッフは必ず2名以上と決めました。

　専門職の言葉は重く、正しいこととして受け止められやすいものです。専門職が話すことが間違っていると思っても、反論するのはなかなか難しいでしょう。

　しかしもしそこに2名いて、それぞれが別々の意見を話していたらどうでしょうか。その場にいる人たちが直面している現実にはもっと多様な側面があることに気づくかもしれません。そうなれば、誰かの意見に偏ることも減り、未来の可能性を広げるものになるでしょう。そもそも未来のことは誰にもわからないし、つねに変化するゆえに、変化に応じたさまざまなアイデアを持っていたほうが助けになるはずです。

　ケロプダス病院のスタッフはこう言います。

「同じ意見だったらいないのと同じですし、いないほうがいいです」

　複数の人間がたとえ似た考えを持ったとしても、まったく同じに

なるはずがありません。もしも専門職の意見が同じだったら、不確かな未来にあるはずの多様な可能性がひとつに集約されてしまいます。だからスタッフたちはさまざまなアイデアを話します。未来に対してこれが正しい結論だというようなことは言いませんし、そう思う必要もありません。つまりスタッフが2名以上いれば、かならず複数の意見が存在することになるわけです。

　ちなみにケロプダス病院の当時の院長は「スタッフは3人がいい」と話していました。「リフレクティング（後述）の質が全然変わります」とその理由を説明していました。

　ケロプダス病院のあるスタッフは、「原則は2名以上なのだけど、実際は人数の不足でひとりになってしまうこともあるんだ」と言っていました。

　オープンダイアローグの創始者のひとり、ヤーコ・セイックラ氏はこのことについて、「たしかにひとりになることはある。だけども少なくとも精神科医が1名で行くのは禁止しているんだ」と言っていました。意見が強くなりがちな立場の人がひとりで行くのは避けたいという強い意志を感じます（ただ、「実際はひとりになってしまうこともあるんだ」と言っていた人は精神科医でした。現地でも理想と現実に差はあるのでしょう）。

ひとりで対話をする工夫
——私のやり方

　さて日本の医療現場では、専門職ひとりで応答しなければならないことがたくさんあると思います。それゆえ、ひとりであっても意見の多様性を確保するための工夫が必要です。たとえば私は——。

私がひとりで相手がふたり以上の場合は、**それぞれに私に向かって話していただくようお願いします**。私とAさんが話をしていれば、話に参加していないBさんは、Aさんの話を最後まで聞くことができます。そのあいだにBさんは、内部にわきあがる自分自身の声も聞くことができるかもしれません。このように「話すことと聞くことをていねいに分ける」ことが、その場を対話的にすることを助けます。

　次の章で述べるように、ときにはその場にいない人に登場していただくこともあります（69ページ参照）。

「もしも〇〇さんがそちらの席に座っていて初めからこの話を聞いていたとしたら、〇〇さんは何と言ったと思いますか？」
というように。

　また携帯電話の動画を使うなどして、オンラインで対話の場に招くこともあります。往復の時間を省略できるので参加できる人が増えます。

　ただ、専門職ひとりではどうにもならないと感じるときもあります。私の話を開く技量が未熟だからなのかもしれませんが、あるいはだからこそ、そういうときは別のスタッフに参加をお願いします。すると途端に世界が広がります。私ひとりでは想像もしなかったことや、私ひとりでは言葉にできなかったことがその場に生まれ、対話が促進されるとしばしば感じます。

　異なる意見がその場に誕生したならば、そのぶん対話が豊かになったと言えるのだと思います。

７つの原則をどう考えるか

Column

オープンダイアローグについて学んでいくと必ず出てくるのが７つの原則です。

ケロプダス病院は、対話実践を行いながら調査活動も続けています。その調査のひとつに、「よかった事例」を集めてそれを質的に解析したものがあります。こうして見つけられた要素をまとめたものが、「オープンダイアローグの７つの原則」です。その７つは次のように英訳されています。

- Immediate Help
- Social Network Perspective
- Flexibility and Mobility
- Responsibility
- Psychological Continuity
- Tolerance of Uncertainty
- Dialogism

これをさらに日本語にしていくと意味合いは変わってしまうようにも思いますが、私なりに訳してみると、今のところ次のようになるでしょうか。

- 即時に助ける
- 本人のネットワークにある人たちを招く
- 柔軟かつ機動的に
- 責任／責務
- 連続性（心理的な）
- 不確実ななかに一緒に居続ける

060

・ 対話主義

　この７つの原則はとても大切なものですが、本書では、ひとつの章にまとめて説明するのはあえてやめています。ヤーコ・セイックラ氏の次の言葉を聞いて共感したからです。

　《オープンダイアローグというのは対話なんだ。オープンダイアローグを学ぶとなったときに、７つの原則から説明がなされることがあるが、それはオープンダイアローグの本質とは違う。》

　セイックラ氏は、７つの原則を重視しすぎてオープンダイアローグの本質を見失ってほしくないと願っていました。７つの原則を一生懸命守らなければオープンダイアローグの実践にならないということはありませんし、そもそもオープンダイアローグには「やり方」は存在しません。ケロプダスでの工夫は存在しますが、それはあくまでケロプダス病院流です。
　では、７つの原則とは何でしょうか。「相談をする人たちが強く望んでいることだ」と考えてはいかがでしょうか。すると、とたんにこの７つの原則が、オープンダイアローグに限った話ではないと感じるでしょう。

第 2 章

つねに意識しておきたいこと

オープンダイアローグを実践するうえで、
つねに意識しておきたいことを
いくつか挙げておきます。
これだけで、場が
より開かれたものになります。

1 一人ひとりが特別

　私が病院で働いていたとき、病院のルールを越えて患者さんたち
の相談に乗るあまり、スタッフに「誰かひとりを特別扱いにするこ
とはできません」と言われたことがありました。私はこのとき「一
人ひとり全員が特別です」と答えましたが、忙しすぎる病院という
組織のなかでは、誰もが特別な存在であることを守るのは難しいの
かもしれません。

　ところがケロプダス病院では、一人ひとりを特別と考えることが
できています。精神面の困難を抱えた人が相談をする。その一人ひ
とりが特別だと思うことができれば、それだけでその人のこころが
楽になるのを助けるのではないでしょうか。

「接遇」以前のこととして

　ケロプダス病院に関連する人たちの書いた論文のなかには、「精
神面の困難に直面した人たちが、人として尊重されない体験をして
いた」という表現がいくつもあります。「話をちゃんと聞いてもら
えなかった」「ぞんざいに扱われた」「自己責任だと言われて取り
合ってもらえなかった」「馬鹿にされた」「部屋を借りられなかっ
た」……。ときには暴力を受けたという人たちもまれではないよう
に思います。ケロプダスでも、かつてはそうでした。

　「人を人として尊重する」ことを病院の基礎にしてからは、電話で

の応答、待合室の空間づくり、対話の場の設定の仕方など、いたるところにその気持ちが表れてきたといいます。

「よくいらしてくださいました」「遠いところ大変でしたね」「今日はこちらに来てくださってありがとうございます」

　そんな言葉が自然に出てきます。これは「接遇のための言葉を学ぶ」以前のことです。他者を尊重する気持ちを持っているかどうかで、出る言葉はまったく異なるものになります。

　そして尊重の気持ちがありさえすれば、その場はおのずと対話的になるはずです。ほかには何もいらないくらいのことなのかもしれません。

話す機会を公平にする

　対話は、そこにいる人たちが対等の関係になっていなければ成り立ちません。支援者と支援を受ける人が対等ということだけでなく、困難に直面した本人とその関係者、子どもと親など、その場にいる人たち全員が対等であるということです。

　対話を促進する人たちは、その場にいる参加者全員が対等であるように助けます。たとえばこんな場面があります。

　父：息子は病識がなく、薬を飲もうとしません。働く気もありません。
　息子：僕は病気じゃない。薬なんて意味がない。薬を飲めばだるくなって働くことなどできない。
　父：なんで病気だとわからないんだ！

こんな会話が起こったとき、もし精神科の専門職が薬を飲むことが正しいと考えていたら、専門職も家族も皆、息子さんを病人と考え、どうしたら薬を飲ませることができるかを考えることになるでしょう。その場に何人いようとも、そこにはふたつの意見しかなく、しかもそのひとつはとても劣勢です。片方の意見だけが採用されれば、強いものが勝つという結論しかありません。

　こんな場面では、

「お父さまは息子さんの病識がないと話され、息子さんは病気ではないと話されているのですが、それぞれの気持ちをもう少しお聞きしてもいいでしょうか」

と、お互いが対等だと考えていることを言葉にするのもいいでしょう。

　誰かの声の力が大きすぎてほかの人が話せなくなっていたら、話せていない人が話せるように手伝います。たとえば力の大きいように見える人には、

「それぞれのお話をお聞きしたいと思います。○○さんにもまた後ほどお話を聞きたいと思います」

と伝え、話す機会を公平につくることを参加者全員に明確に伝えます。

　互いの関係性のなかで見え隠れする上下関係は当然あります。その存在を否定しても仕方ありません。ただ専門職には、「話す機会」を公平にする役割があります。

優劣のない関係性を守る

　オープンダイアローグの現場では「水平の関係性」という言葉が

よく出てきます。

　水平とは、力の強い人が力を落として弱い人に合わせることでも、平均的な関係性になるという意味でもありません。各人が「自分の人生の専門家として」「優劣なく対等に」存在するということです。

　こう考えていくと、それぞれが**まったく別の経験を持った一個の人間**であることが見えやすくなります。その人の考えていることや知っていることはその人がいちばんよく知っている。その人の持つ経験についてはほかの誰よりもその人がいちばん強く知っている。これが認識されるようになってくることが、すなわち「水平の関係性のなかで対話ができている」ということです。

「現場で決めていけないこと」だけを決める

　水平の関係性を意識しやすくするための具体的な方法として、まず、「お母さま」「お父さま」「先生」などの〝役割〟ではなく、その人の〝名前〟でお呼びします。

　私のクリニックでも、医師のことを「先生」と呼ばないようにしています。それだけでも大きく雰囲気が変わっていくのを実感すると思います。

　とはいえ、上下関係、ヒエラルキーというものはどこにでも存在し、消えることはありません。ケロプダス病院のスタッフは「ヒエラルキーの存在をしっかりと意識することが大切だと思います。ヒエラルキーは使わなければならないときがありますから」と言っていました。たとえば緊急時においては、ダイアローグを行っている

状況ではないことがあります。緊急時の意思決定者は決まっていなければなりません。

それはそれとして、よい組織は意思決定の階層が少ない、と言われています。つまり「本人のいるところで本人のことが決まる」のがいちばん階層の少ない形です。

ほとんどのことを現場で決めることができて、「現場で決めてはいけないこと」だけが決まっている。そうした組織なら、意思決定はよりスムーズに、より実態に即して進むようになるというわけです。

垂直の関係性を意識する

一人ひとりの人生には、現在、未来、過去においてさまざまな人がかかわっているものですが、それらは「垂直の関係性」という言葉で表現されます。

たとえば、組織の代表者たちだけが集まる場面を想像してください。代表者たちそれぞれは、自分の考えだけでは物事を決められない状態にあるはずです。それぞれに事情があります。同様なことが家族という関係性においても起こります。

目の前にいるその人が、いま何かを話したとしても、その言葉はその人に関わった多くの人の影響を受けています。

たとえば対話のなかで、その場にいることができない人の話題が出ることがあります。亡くなっている場合もあるでしょう。

しかし、その人が対話の場に存在しなければその場にいる人たちの人生が進まないこともあります。専門職にとっても、不在の人の存在なくしては目の前にいる人たちの気持ちを理解することができ

ない、といったこともあります。

　そのようなときは、空いている席に、その場にいない人を招待することがあります。

「今、あなたのお話をお聞きして、Ａさんの存在がとても重要なのだと感じました。そこに空いた席があります。もしも、ですが、もしもその空いた席にＡさんがずっと座っていらしていたとしたら、そして今、何かを話すとしたら、なんとおっしゃりそうでしょうか？」

　こうして私たちは、目の前にいる人の中にいるＡさんへの思いを聞くことになります。Ａさんの声がその場に登場することで、対話の場にいる人たちの人生が少し動くことがあります。

相手の考えは つねに自分の理解を超えている

　私たちは自分以外の人のことを理解しきることができるかといえば、それは不可能です。

　相手のことを理解しようとしたら、その人の思っていることが言葉や行動になるまで待たなければなりません。しかし言葉や行動というものは、思っていることのほんの一部分でしかありません。さらには、表現されたものはすでに過去のことです。私たちがそれを見聞きした瞬間に、考えはすでに変わっているかもしれません。

　つまり私たちは相手のことを理解しきることはない。言葉を換えれば、**「相手はつねに自分の考えていることを超えている」**ものです。ゆえに誰も相手の考えを決めつけたり、評価したりすることもできません。

それは翻って、自分自身に対しても同じことが言えます。自分は自分を理解しきることはできない。気持ちも考えもつねに変わっていくものだからです。

「理解しようとする」態度
そのものが助けになる

ではどうしたらいいのか。

Try to Understand（理解しようとする）。私がフィンランドでのトレーニング中にこころに残った言葉のひとつです。専門職たちの心構えとしてとても大切にされています。

相手のことを理解しきることはできませんが、それだからといって理解をあきらめない。「理解しようとする」態度そのものが、困難に直面した人たちの助けになることを、オープンダイアローグの実践者たちは経験しています。

困難に直面した人が、自身の思いを話すことに慣れていなくて、うまく言葉にできないこともあります。そのようなときも、「言葉にできない」ことそのものを大切にしながらも、どのように話されたのかに耳を傾け、聞いた自分がどう理解したのかを話すことで理解を深めることができます。

すると、「私の言いたかったことはまさにそれなのです！」というような応答が返ってくることがあります。そう思ってもらえたとしたら、その人にとっても自分自身を理解することの助けになるかもしれません。その場にいるご家族たちにも聞いてもらえていたとしたら、互いの理解を深めることになるでしょう。

理解しようとする姿勢の大切さは、自分自身に対しても同じで

す。よいと思う面もだめだと思う面も、すべてが自分である。その狭間で変化し続ける「自分というもの」の最大の理解者に自分自身がなることができたとしたら、どんなことが起こりそうでしょうか。ぜひ想像してみてください。

ポリフォニーを
意識する

　その場にいる複数の人の声がそれぞれに響くようになる。ひとりの声によって物語が進む（モノフォニー、ホモフォニー）のではないこの状態は「ポリフォニー」と表現されます。つまりポリフォニーとは、それぞれの声が対等に独立して存在していて、その声に互いに影響を受けながら、予定調和ではない対話が進んでいくことです。

> 不安が
> 声を押さえ込んでしまう

　対話を促進する他者が必要になるということは、裏から言えば、さまざまな理由でその人たちだけでは対話が生じにくくなっているということです。渦中にある人たちだけでは対話ができない。**対話ができないから渦中にある**とも考えられます。

　得体のしれない相手にどんな話をしたらいいのかわからない。得体のしれない相手から何を言われるのかわからない。そういう不安があれば、互いに思っていることを十分に話すことができません。

　もし自分の考えを話し切ることができ、十分に相手の話を聞き切ることができたならば、それぞれのあいだに存在する誤解や間違った解釈は軽減して、「それならばこんなことを話してみよう」とか「こんなことも聞いてみよう」と展開することがあります。

　そういった気持ちになると、恐るおそる言葉を出し合っていたよ

うなことが減っていくもので、誰かの考えを聞きたくなり、自分は
どう思うかも話したくなります。

　たとえば「あなたの考えはこうだと思う」とか「あなたの考えは
変えたほうがいい」というような相手の考えを否定したり変えよう
としたりするのではなく、

**「あなたはそういうふうに考えているのか。もう少し理解したいか
らこのことを質問してもいい？」とか、「なるほどそういうことか。
あなたの考えはわかった。私の考えも話そうと思う」**

というように、相手の考えに興味を持ち、それを聞いてから自分の
考えを話すことが、よりしやくなると思います。

> 自分の楽器を持って
> ジャズのセッションに参加する

　ポリフォニーの状態は、ジャズのセッションにたとえられます。
それぞれが自分の楽器を持って集まり、楽譜のないなかで、互いの
音を確認し合いながら、それぞれが自分の音を変化させて、即興で
呼応していく感じです。

　ポリフォニーな対話の場では、参加者は何らかの楽器の奏者であ
るとたとえてもいいかもしれません。楽器とは、その人の生きてき
た人生そのものです。ですので、その楽器をいちばんうまく奏でる
ことができるのは、当人以外にありません。

　ジャズのセッションのイメージがつかめると、対話の場のポリ
フォニーをつくりやすくなると思います（ポリフォニーのイメージを持
てないと感じる方は、ぜひその世界に触れてみてください）。

スタッフもまた ひとりの奏者として

　対話を促進するスタッフは、それぞれの人たちが自分の楽器を十分に奏でているか、ほかの人の声を聞きながら自分の出したい音が出せているかなどに気を配りながらセッションを進めていきます。

　このとき、そのスタッフもひとつの楽器を持っていて、対話の場が豊かになるために自分の楽器を鳴らします。対話が促進されるようにリズムをつくったり、きっかけとなるような音を奏でます。ときにはソロ演奏をしなければならないこともあるでしょう。

　ただ「対話をしなさい」とか「それは対話ではありません」などと**言葉で指示しているだけでは対話は動かない**ものです。自分自身も対話者としてその場に存在するためにはまず、対話を促進するように自分の楽器を弾ける者でなければなりません。そして自分の楽器が何で、どうしたらその音が出やすくなるのか、なども知らなければなりません。それゆえスタッフは、対話を促進するためのトレーニングを継続しています。

　またスタッフたちはオープンダイアローグ以外の勉強も続けています。トラウマについて、ナラティブについて、各種の家族療法、認知行動療法、精神医学、薬物、作業療法、身体のこと、制度のことなど、さまざまな知識を対話の場に置くことができるようになるためです。

3 不確かさの中に留まる

オープンダイアローグの重要な原則のひとつにTolerance of Uncertaintyというものがあります。直訳すると「不確実なことへの耐性」でしょうが、対話実践の場では「不確実な中に一緒に居続ける」「すぐに答えに飛びつかない」という言葉のほうがピンとくるかもしれません。

すぐに答えに飛びつかない

未来のことはすべて不確実です。答えが見つかったように思えても、すべては未来のことゆえに、そもそも答えがないのかもしれません。なのに支援者だけが頭の中で解釈を進めて、「この人はこういう人だ」「あの人はここで住むことはできない」「入院させたほうがいい」などと結論を出して、**支援者だけが不確実なところから脱出している**。よくあることです。

あるご家族からこんな言葉を聞いたことがあります。

「先生は診断をしたり入院を決定したり薬を選択したら解決したと思うのでしょうが、家族にとっては入院したあともわからないことが続くんです」

認知症の人を介護するご家族の方が、ある会合でこう話されていました。

「いろいろ状態を伝えたら、『それは認知症だからしょうがない』と言われて、すぐに薬が処方されて帰されました。でも家族はそんな答えを求めているのではありません。せめて話を聞いてほしいです。いえ、ただ話を聞いてほしい」

　答えを出してしまえばそれでおしまいで、医療者はその場から立ち去ってしまう。最初の外来が30分あっても、あとは毎回5分というようなことであれば、こうしているのと同じです。

こう言って不確かさに留まる
──私のやり方

　私も患者さんの話を聞いているときに、「それはこういうことではないか」「ならばこうしたらいいのではないか」と思うことは、だいぶ減りましたが、ときどきあります。しかしその思いついたものは、たいてい相手の話の一部分だけにしがみついて生み出したアイデアにすぎません。だからいちいちそれを口に出すようなことはしません。

　何か良いアイデアが浮かんでしまったということは、その場に留まっていなかったときでもあります。だから、自分自身のこころの中で「留まれ」「留まれ」と繰り返します。フィンランドのセラピストたちは、「太ももの下に自分の手を敷くことで留まる意識を持つ」とよく話していました。

　具体的には次のようにしています。まず、できるだけ相手の話を全部聞いたあと、

「いま話したいと思うことは話せましたか、ほかに話したいと思うことはありますでしょうか？」

と尋ね、十分に話し切ったと思うまで手伝います。そのあとで、

「私がどのように思ったかを話してみたいと思いますが、いいでしょうか」

と確認します。その際、

「私の思ったことは間違っているかもしれません。違うと思ったときは教えてください」

という言葉をいつも足すようにしています。そして、相手にこのようにしてほしいとか、これが正しいということではなく、あくまで目の前にいる人たちのなかで対話が進むための「**ひとつの見え方を話している**」という意識を持って話します。

たとえばご家族から「何の病気でしょうか」というような質問があったとしても、私は「みなさんのお話をお聞きして、どの側面を切り取るかで診断名は変わるように思いました」というように話すことがあります。

実際、一気にすべてを解決するような方法はないのが常です。専門職ができることは、専門職その人から見える視座をひとつ置くことくらいのことです。しかしそれまでその場に存在しなかった新しい視座が置かれると、その人たちの関係性が大きく変わることを私はこれまで経験してきました。

プロセスを信頼する

Rely on Process（プロセスを信頼する）という言葉も、私がフィンランドでのトレーニング中にこころに残った言葉のひとつです。専門職たちの心構えとして大切なものとされています。

専門職たちは、本人たちの苦悩の話を聞けば聞くほど、なんとか

したいと思ったり、こうしたらいいのにと思ったりするかもしれません。すぐに専門職が考える方向で解決しようと行動してしまうかもしれません。

　このようなときに、「プロセスを信頼しなさい」という考え方が助けになります。

　互いに先が見えなくてどうしたらいいかわからなくて……というときも、ただ対話を繰り返していきます。この過程のなかできっと何かが見えると信じて。

　専門職だけが勝手に結論を出して困難な場所から逃げ出してしまわず、その場に留まることさえできれば、事態はきっと動き出します。

透明性を保つ

　自分のいないところで自分のことが話されて何かが決まる。これは、当人と専門職のあいだに透明性がないということです。それでは安心して対話をすることもできないでしょう。だから「その人のいないところでその人の話をしない」という原則があるのです。

　では、隠しごとをしなくてよい状態になるにはどうしたらいいでしょうか。

自分がどう思ったか話す「責任」が専門職にはある

　専門職という存在は、相談をする人たちにとっては脅威でもあります。自分よりも多くのことを知っていて、自分のことをジャッジする存在だと感じているかもしれません。そのうえ、何を考えているのかわからない、自分たちの話を聞いてどう思ったのかがわからない、といった状況であればさらにこわいかもしれません。

　だから専門職たちは、自分たちが何を考えているのか、どう思ったのかを話す「責任」があります。これは、「その人たちのいないところでその人たちの話をしない」という大原則と同じくらい大切なことです。

　誰にとっても自分の思っていることを言葉にするのが難しいように、専門職にとっても難しいことです。

自分が何を感じたかを話すには、自分自身の気持ちをしっかりとらえることが必要になります。また、自分自身が伝えたいことと発した言葉には違いがあるものです。だからどのような話し方をすれば、思っていることと話したことが一致するのか、思ったことがより正確に相手に伝わるのかを知る必要があります。ケロプダス病院ではこれらについてもトレーニングします。

　ただし思ったことを何でも言えばよいということではありません。相手への尊重の気持ちや、対話的であろうとする気持ちを持っていることが前提です。そうでなければ相手を傷つけるだけで、それは対話以前の問題です。

質問さえ脅威になる

　相談に来た人たちと上下関係が存在しがちな場では、専門職の言葉はどうしても重いものになってしまいます。実際の価値よりも重くなってしまえば、その言葉は助けになるどころか有害です。

　相手を理解しようと思って質問をしても、その質問自体が相手にとっては脅威になることがあります。そこで私は、**質問をした意図も一緒に話す**ようにしています。

　たとえば「どうしてそう思ったのですか？」と聞くと詰問されているように感じるかもしれないので、

「私はあなたの考えをもう少し理解したいと思っています。どうしてそのように思ったのかをお聞きしてもいいでしょうか」

というように言葉を加えると、質問をした意図も一緒に伝えることができます。「意図を話す」のは、透明性を意識するゆえです。

リフレクティングと
透明性

　この透明性を守るために、オープンダイアローグのなかにはいくつもの工夫があります。そのひとつがリフレクティングという手法で、これがオープンダイアローグ実践の核となっています。

　リフレクティングを簡単に説明すると次のようになるでしょう。「話す人は話す、聞く人は聞くというように、話すことと聞くことをていねいに分ける。すると聞き手は、相手に何かを言おうとか答えようとしなくてよくなるため、聞くことに専念できる。このとき聞き手は、相手の声を聞きながらそれに影響を受けた自分自身の内なる声も聞く。自分の声を聞きながら考えを深めることができる。深まったそれをまた相手に話す。そのことを互いに行きつ戻りつする」

　そのための方法は無限に近く存在しますが、オープンダイアローグにおけるリフレクティングの形は次のとおりです。

❶相談に来た人（以下、相談者）たちの前で、専門職たちだけで体を向かい合わせます。これによって、相談者と専門職が分かれることになります。

❷専門職たちは、相談者たちが話していたことをどう聞いたのか、どう感じたのか、何を思ったのかを話します。「リフレクト（うつしこむ）」ですので、話されなかったことは話しません。

❸ここでは相談者たちは、専門職たちが話していること

を観察することになります。専門職の声を聞きなが
ら、相談者はさまざまなことを思うでしょう。

❹専門職たちが話し終えたあと、ふたたび相談者と専門
職は輪になります。ここで相談者たちは、自分自身の
思ったことや感じたことを話します。

　通常の相談では、相談者が話し、専門職がそれを聞くことが多
く、専門職がどう思ったのかを話す機会はあまりありません。かと
いって、専門職が思ったことを相談者に直接話せば、それは助言や
指示になって相談者を圧迫するばかりでしょう。そこでこのスタイ
ルが役に立っています。

専門職がひとりのときには どうするか

　専門職がひとりしかいないけれども自分がどう思ったかを話さな
ければならないとき、私はたとえばリフレクティングを意識して、
こんなふうな言い方をします。

「いま〇〇さんのお話をお聞きして、私もいろいろなことを感じま
した。そのことを話してみたいと思うのですが、いいでしょうか」

　さらにこう続けることもあります。

「私の考えが正しいという思いで話すのではありません。この短い
時間のなかで何かを判断するというのは難しいことだと思っていま
す」

　このような形で、正直に私の思ったことを言葉にすることは、相
談する方の安心につながると感じます。安心できていれば、私が話

したことが違うと本人たちが思ったときには、すぐに訂正してくれます。

　繰り返しになりますが、話を聞いてどのように思ったのかを言葉にしていくことは、対話においては本当に大切なことです。

話すスペースをつくる

本書のリフレクティングメンバー（193ページ参照）のひとり、三ツ井直子さんが、こんなエピソードを話してくれました。

《とても優しい先生がいます。外来で、患者さんの話もよく聞いてくださるし、同席する私の話すことにも耳を傾けてくれます。それぞれの話をよく聞いたあとで、その先生は、「ではこうしよう」と言って処方を変えてくれました。でも先生は自分の考えを言いません。だから私は「先生がこのように処方を変えた理由を教えてください」と伝えました。その先生は、たくさん説明してくれました。》

ケロプダス病院の対等性を紹介するときに、看護師が医師に理由を聞くエピソードがよく話されますが、三ツ井さんもよく実践しているのだと感じました。

同時にこのエピソードを聞いて私が思ったのは、よく話を聞く支援者であっても、自分の考えを話さない人はたしかにいるということと、「もしかしたらこれは日本人によくあることかもしれない」ということでした。

私がフィンランドでトレーニングを受けていたときに、日本から3名が参加していたのですが、私たち日本人の発言はたいてい最後になっていました。他の国の人たちはよく話します。

自分たちは英語が苦手だからだと初めは思っていたのですが、話す番が確保されると、それぞれ自分の考えをちゃんと話すことができていました。逆にいえば、「あなたが話すことを聞く準備ができています」と言ってもらうなどして、話

すスペースが見つかるまではなかなか話せなかったということとです。

　ですので、もし自分の考えを話すことに慣れていない支援者がいたら、ぜひ「聞く準備はできている」というメッセージを伝えてみてください。きっと、その人は話すことができて、対話が生まれていくと思います。

　もちろん、その支援者が「自分の考えが正しい」「客観的事実を教えよう」というような意識を持った人なら難しいですが、互いに対等の立場にあると考える人であれば、話すスペースさえあれば自分の考えを説明するようになると思います。「あなたの話を聞いて、私はこの処方を考えました。その理由は……。これを聞いてあなたはどう思ったかを教えてください」というように。

対話の場を設定する

対話をするには、
そのための「環境」が必要です。
本章では、ケロプダス病院と
私たちの「場の設定のしかた」を
紹介します。

1 いつ行うか

即時に応答する

Immediate Help（即時対応）は、オープンダイアローグの重要な原則のひとつです。

即時対応とは、簡単に言ってしまえば、相談があればすぐに話を聞き、すぐに援助の手はずを整えるという意味です。フィンランドでは精神科の受診ができるまでにかかりつけ医を通すなどして数か月以上がかかります。そこでケロプダス病院は少しでも早く相談できたほうがいいと考え、電話で直接相談ができるようにしました。「相談があったら24時間以内に対話の場を開く」というのがケロプダス病院の対応としてもっとも有名ですが、そのほかにもさまざまな場面で「即応」が大切にされています。すぐに応答しようという意識がスタッフ間で共有されているのです。

考えてみたら、「困っている人がいたら助ける」というのは援助者にとっては自然な感覚です。その自然さを、忙しさや制度などによって減殺させられないような工夫をする。これがきっとポイントです。

ただし、**一生懸命がんばって即時対応しようとすると長続きしません**。どんな組織運営にしたら自然に実現できるのかを考える必要があります。

電話を受けることに
集中できる体制をつくる

　相談のほとんどは電話から始まります。精神面で困っている地域の人はいつでもだれでも電話をかけることができます。

　ケロプダス病院では当初、病棟で働くスタッフが掛け持ちで電話の応答をしていたということでしたが、「片手間ではできませんでした。電話に集中できたほうがよかったのです」とスタッフが話していました。

　初めて相談するときというのは、まさに困っていることに直面している状況です。困っているそのときにこそ最大限のサポート体制が必要だと考えられるようになり、電話に集中するための専門の部屋が用意され、対話の訓練を受けた担当者が24時間体制で待機することになりました。

　とはいえ電話は簡単にアクセスできるので、あっというまに電話相談の人手は足りなくなります。人の数には限界があります。では電話も受けられて、援助にもなるにはどうしたらいいか。

　ケロプダス病院では「24時間以内に会う」という体制をつくったことで、電話の人出不足を解消したようにみえます。たとえば夜の22時に電話があったときに、そこで長く相談の電話を聞くのではなく、スタッフの人数が増える翌日に会いに行くことができればいい。そんな体制があればこそ「明日会いましょう」と言うことができ、電話の相談時間も結果的に短くなったようです。

第**3**章
対話の場を設定する

電話口にはシフト表
——その場で決める

　電話では現在の困りごとだけでなく、その困りごとを知っている人や一緒に話したい人が誰かなども聞き、最初の対話の場を設定します。電話担当者の目の前にはスタッフのシフト表があって、すぐにスタッフの誰を対話の場に向かわせるかを決めることができます。

　電話を受けた人が対話の場に行くことになれば理想的ですが、たとえば夜間当番の担当者が翌朝対話の場に行くようなことは避けられています。無理をしてしまうと、援助の継続性に問題が生じるからです。

　なお、24時間以内に一緒に話したい人が集まらない場合は、24時間以内に話すことが優先されるのか、一緒に集まることが優先されるのか。その答えを見つけるのは難しいところです。少しでも早く話せたほうがいい場合もあるでしょう。逆に、来てほしい人がいないところで話が進んでしまい、あとからその人が来にくくなってしまう。そんなこともありそうです。

　正答はないので、うまくない選択となっても後戻りできるような余地を残す意識が大切になってきます。

2 誰を招くか

Social Network Perspective（本人のネットワークにある人たちを招く）はオープンダイアローグの重要な原則のひとつです。

　対話の場にはその人の困りごとに関係する人たちが招かれます。その人たちの視座が、困難な状況を理解していくことの助けになります。その人たちがいなければ見えてこないこともあるし、そもそも対話にさえならないこともあるかもしれません。

［招待するという感覚

　電話で相談を受けたスタッフは、その困難に関わっているのが誰で、誰がいなければ対話ができないかを尋ね、その人たちを対話の場に招待します。

　ケロプダス病院ではオンラインでのオープンダイアローグの試みも始まっていて、「対話の場に来てほしいのに叶わなかった人たちが参加しやすくなった」と話していました。

　直接会う人と、オンラインで参加する人とが混在してもいいように思います。対話の途中で招待したい人が思い浮かんだら、**その人に電話をして動画で参加していただく**こともいいでしょう。その場には行くつもりはないけれど電話なら話してもいいと言う人もいます。参加の敷居を下げるために、いろいろと工夫ができそうです。

　このとき、「招待する」という感覚が大切です。家族だから関係

者だから支援者だから、参加するのが当たり前だというような感覚で呼びつけては対話になりません。説教をするために呼びつけても意味はありません。「あなたの視座が必要で、だから助けてほしい」という思いで招待します。

4つの質問をしてみる
──ソーシャルネットワークが見えてくる

　誰を招いたらいいのかは、即座にはわからないことがあります。最初の相談の電話のときにわかることもあるでしょうが、何度か対話を繰り返したあとに見えてくることもあります。

　誰が参加したほうがいいか知っているのは、困難に直面している本人です。しかし一緒に話したいとは思っていなかったり、あるいは一緒に話したほうがいいことにまだ気づいていないこともあります。ヤーコ・セイックラ氏は、最初の電話のときに次の4つの質問をすると話していました。

> ❶あなたの困りごとを知っている人は誰か？
> ❷あなたのことを心配している人は誰か？
> ❸あなたが一緒に話したいと思う人は誰か？
> ❹当日参加してくれる人は誰か？

　❶の「困りごとを知っている人」は、困難をそれぞれ別の角度から見てくれている人です。その人たちの視座（パースペクティブ）は、状況理解や新しいアイデアを創造する助けになります。

　❷の「心配している人」は、対話の場にぜひ参加したいと思って

くれる人たちです。その人たちなしでは対話が進まないかもしれません。

❸知っている人や心配している人がいることと、本人が「一緒に話したいと思う人」は異なるかもしれません。困りごとに関係する人たちが対話の場に参加してくれたら助けにはなるでしょうが、当人が「同じ場にいたくない」という人もいます。

❹参加してほしいと思う人たち全員が集まれるわけではありません。対話の日を決めたら、誰が参加できるか確認します。電話があってからすぐに話すことが大事なのか、一緒に話したいと思う人が参加できる日が大事なのかも、こうして決まっていきます。

この4つの質問によって、その人のソーシャルネットワークが見えてきます。そうなれば「○○さんはいらしていただけそうでしょうか？」というように、招待したい人を専門職と一緒に考えることができるようになります。

また、助けになりそうな別の人を、その人のソーシャルネットワークに加える提案もできるようになります。

「私はあなたの抱える問題にくわしい法律家を知っています。一緒に話してみましょうか？」というように。

最初から参加も、途中から参加も

ケロプダス病院のスタッフは、「**参加したほうがいい人たちは、できるだけ最初から参加してもらったほうがいい**」と言います。たとえば「家族との関係が悪いけれども、家族とは話さなければならない」のだとしたら、できるだけ最初から家族を対話の場に招待しま

す。

　重要なメンバーが欠けてしまえば対話が不完全になるだけでなく、参加できなかった人のこころに疑心暗鬼が生まれてしまうなど、互いの関係性をより悪くしてしまうかもしれません。その人の協力なしには困難が解決しない状況なら、なおさら注意が必要です。

　とはいえ、実際にはその人を招くことが難しいことはよくあります。ではその人がいなければ対話ができないのか？　そんなことはありません。

　たとえば、関係の悪い父親を最初の会に招くことができなかったけれども話さなければ事態が悪いままということであれば、父親のいない会で、「どうしたら父親を招くことができるか」を話すこともできます。精神面の困難に直面している子どもが不在で、ご両親だけと相談することもありますが、この場合も「どうしたら子どもを招くことができるか」について話すことができます。このようにして、対話の場にいたほうがいい人が、段階的に参加することもあります。

　また対話をしていると、その場で一緒に対話できたらいいと思われる人が浮上してくることがあります。たとえばアルコール依存症を持つ人の相談場面で、依存症回復プログラムについてもう少し詳しく知りたいとなったときに、その場にプログラムの専門家を招くことがあります。就労やお金のことなどでも適宜対話の場に招かれますし、本人のことを支援している支援スタッフから「対話に参加したい」と連絡が来ることもあります。もちろん相手を呼ぶだけでなく、皆でその人の場所に行くこともあります。

　いずれにせよ本人が一緒に話したいと思う人であれば、誰でも対話の場に参加することができます。

対話の場に医師が参加することは少ない

　ケロプダス病院のオープンダイアローグに、医師が参加することは多くありません。もともと医師の少ない地域だった、というのが理由のひとつです。

　スタッフたちは長いあいだ医師が参加できないなかで、どうしたら困難に直面した人たちの助けになるのかを考えてきました。こうして今のケロプダス病院のオープンダイアローグのスタイルが誕生しています。実際、薬の相談がしたいとか、医学的な病状の話をしたい、といったとき以外は、医師がいなくても不都合はありません。

　対話を促進するスタッフは医師に対して10倍以上いますので、かれらが医師のいない場で対話の場をつくります。**半年くらい医師に会っていないとか、初回ミーティング以来、医師が参加したことがない**という対話の場もまれではありません。

　もちろん状態が悪く、緊急の判断が必要なときは医師が参加しますが、そのような場面も、即時対応を旨とするオープンダイアローグが根づいた結果、地域全体で減ってきているようです。

担当スタッフはずっと同じ

　対話の場に最初に参加したスタッフは、その後も、本人が変えてほしいと言うまで同じ人が担当します。この Psychological Continuity（心理的連続性）はオープンダイアローグの重要な原則のひとつです。

ケロプダス病院に相談に来た方はこう言っていました。

「私の担当者はずっと同じ。私が困ったときにいつでも相談に乗ってくれる。担当者が同じだから、困ったときに困ったことを話すことができる。違う担当者だったら最初から話さなければいけない」

　何年も自分のことを知ってくれていて、自分のことを理解している。そんな理解者がこの世界に存在しているだけで人生はとても安心できるものになるに違いありません。

　担当者が定年などで変わるときは、次の担当者がその対話の場に何度も同席してから交代します。もちろんこれまで述べてきたように、**申し送りはその場でなされます**。その人のいないところで申し送られることはありません。

準備はしない

　対話の場を持つにあたってどんな準備が必要でしょうか。何か話し合っておいたほうがいいでしょうか。いえ、実は「何も準備しないこと」が対話を助けます。

　準備しなければならないのは、対話のトレーニングをしていることと、対話の場に全身で参加できるために体調を整えることだけです。

> 事前の打ち合わせ、
> 事後のカンファレンスはしない

　話し合いの場を持つときにみなさんは、事前に本人たち抜きに専門職だけで集まって打ち合わせをしたり、情報共有や意思統一をしてはいないでしょうか。同じように、本人たちと話し合ったあとで、専門職だけで集まって事後の話し合いをしてはいないでしょうか。

　もし事前に話し合いをしていたら、本人たちと話す意味とはいったい何でしょうか。話し合いは事前に打ち合わされたとおりに進むかもしれませんが、本人たちの気持ちが反映されることは難しいでしょう。

「私の話を聞いてもらえる場だと聞いて参加しました。でも実際は専門職たちは一致団結していて私が話す隙間はなく、かれらの意見に対しイエスと言うしかありませんでした。ノーと言えば私のこと

を助けてくれないでしょうし、それどころか『病識がない』『自覚がない』『自立する気がない』などと言われるだけです」

こんな話はときどき耳にします。本人たちがイエスと言えば、専門職たちは何かよい仕事をしたと錯覚をするかもしれません。しかしそれは単に、本人に話す余地を与えず、自分たちの考えのとおりに事を運んだにすぎません。

事後の話し合いも、その内容は「本人たちがいる場では話すことができない、本人たちについてのこと」になりがちです。しかしこれも単に専門職の解釈が膨らむだけです。もしもそのような話し方が許されてしまえば、専門職は本人たちと対話をしなくなって、対話する機会も能力も奪われていくでしょう。

事前であれ事後であれ、その人のいないところで「勝手に考えて、勝手に決める」ことができてしまうというのは、本人にとってはとても恐ろしいことです。

すべては
「その場」で考える

オープンダイアローグ実践には民主主義という側面がある、と言う人もいます。たとえば、もしも政府が国民に相談せずに、国民は何もわかっていないからと物事を決めたらどう感じるでしょうか。

また、もしも親が子どものことを勝手に決めたらどうなるでしょうか。子どもは自分たちで考えていくことや、成功したり失敗したりしていく機会が奪われていくことになりはしないでしょうか。他人の顔色を見るだけの大人になって、苦しさを内包してしまうかもしれません。子どもの考えや思いを尊重することができなければ、

子どもは自分の力を伸ばす機会を奪われたのと同じです。

　力がある側が、その人のいないところでその人のことを話し、解釈を進め、勝手に決めてしまう。支援者と被支援者というのは、こうした構造になりやすいものです。

　もし「その人のいないところでその人の話をしない」ことさえ守ることができたら、当人と話す時間は対話的にならざるを得ません。その場でその人の気持ちや考えを聞き、専門職たちも自分たちの気持ちや考えをその場で話すことになります。何か決めるとしても、「その人のいるところで」となります。この心構えができたときに初めて、対話の準備が整ったといえます。

「いないところで話す」必要があったら
どうするか

　とはいっても、事前や事後に本人不在のなかで関係者や家族で話をしたいと思う場面はあると思います。そう言われたら、どうしたらいいでしょうか。

　もちろん是非を争う必要はありません。何が正答かは誰にもわからないですから。事前に本人のいないところで話をしたいというのであれば、スタッフは、その思いを聞いてもいいのだと思います。と同時に、本人のいる場で話ができるように手伝うこともできます。

　事後に話をしたいということであっても同様に、「どうして事後に話したかったのか」の気持ちを話せる場をつくります。話した結果、その人がいないところでは決められないことであれば、「次にお会いしたときにどうしたら話題に挙げられるか」について話してみてもいいでしょう。

ときには、「その人がいるところで話をすると、憤慨してあとで暴力を受けそうだ」ということもあります。これは本当に避けなければならないことです。「ルールは守らなければならない」とばかりに、原理主義を貫くわけにはいきません。

　このようなときの苦悩している「本人」とは、暴力を受けるかもしれないと話すその人です。ですので、脅えているその人の気持ちを聞くことが、なにより大切です。「本人とは誰か」がいつも問われています。

対話中はメモをとらない

　事前と事後の話をしたので、少し脇道に逸れますが、対話中のメモについて話します。対話の目的は対話です。だから会話中にメモをとる、というのはちょっと不思議な行為ではないでしょうか。

　専門職が、相談者の話をメモをとりながら聞くのは、たいていは情報を収集し記録に残すためのものでしょう。これでは聞き取り調査です（ケロブダス病院ではこれらほとんどは最初の電話のときや、受付で手続きを行うときに行われています）。

　言葉になったその背景にある感情を感じ、自分の中に起きたことに気持ちを寄せ、それをまた言葉にしていく。そのやりとりが対話となっていきます。

　対話のとき、私たちは言葉のやりとりをします。しかしその言葉というのは、互いの思いの一部が外に出ただけです。私たちは言葉をメモできたとしても、その思い自体をメモすることはできません。それに、話した瞬間にそれは過去のものになります。だから、対話をメモすることは、**メモをした人が過去に留まってしまうこと**

になります。

　また、メモを書くときは自分が聞きたい話をピックアップしています。話したいことと聞きたいことが一致するのは本来難しいはずです。それにメモを書いているあいだに、話されたことの一部を聞き洩らしているかもしれません。

　ケロプダス病院のあるスタッフは、こう話していました。
「対話中にメモをとらないのは当然です。カルテにも記載することはほとんどないです。なぜなら今日話されたことは今日話したかったことで、次に会ったときには違う気持ちになっているかもしれないから」

　この言葉は対話というものの核心をついているように思います。

　もちろん相談に来た人が、専門職の言葉や自分自身が思ったことをメモすることもあります。その人にとってそうする必要があったのでしょう。その時間も大切にしつつ、しかし互いに話に夢中になれたほうが、対話はより豊かなものになると思います。

どこに座るか

　話したいことを話せるようにするには、どうしたらいいでしょうか。まずは「本人が話す場所を選ぶ」ことが大切です。

> ## 本人が
> ## 話したいと思う場所にする

　ケロプダス病院では、本人の家でも、職場でも、学校でも、外来でも、対話の場所を選べます。どこだと話しやすいか、どこなら必要な人たちが集まりやすいかを考えて決められます。オンラインも選択肢のひとつです。「必要な人たちと必要なだけ対話すること」が目的であり、その目的のためには場所も含めて何でも選べる、というわけです。

　日本の医療保険の範囲で考えてみましょう。

　医師が参加するオープンダイアローグを行うなら、場所は外来か家かに限定されます。医師が家に行くには、患者が外来に来ることができない特別な事情が必要とされています。

　しかし**訪問看護は、医師の指示箋があれば可能です**。看護師2名で訪問するにしても、医師から指示箋をもらえれば訪問することができます（109ページ Column参照）。

　オンライン診療は、本人と医師の同意のもと、その会話のプライバシーが十分守られた状態が確認できる場所であれば、可能です。

別々の場所にいる人が対話に参加しやすくなるのでぜひ検討してみてください。

　医療保険を利用せずに対話の場をつくっている人たちも少なからずいますので、医療機関に頼らないという選択も大いにありえます。

輪になって話す

　輪になって話すことは、古くから対話を助ける方法です。輪というのは、同じ立場で発言しやすくなる構造を持っています。

　輪になることができないと言われたら、どうしたらいいでしょうか。そのようなときは、「どうして輪になることができないのか」について考えてみます。たとえば対話に参加したくないとか、関わりたくないなどの理由で簡単に輪になることができない理由や背景がきっとあるはずで、それを考えることがまた対話のきっかけになります。

　また、1対1で話さざるを得ないときは、輪になる意識を持ちにくいでしょう。それでも輪を意識することはできます。たとえば、**相談に来た人とのあいだに物**（たとえば人形など）**を置いて、それと話してみるのは対話を促進する**かもしれません。

　第6章で述べるリフレクティングを発展させたトム・アンデルセンは、クライアントに「ちょっと変わったやり方をしていいですか？」と断りを入れてから、自分の靴と話をしたというエピソードがあります。このように会話の助けになるやり方はさまざまありますので、ぜひ工夫をしてみてください。

座る席を選んでもらう

　医療機関に相談者がいらっしゃるような場合は特に、上下関係が意識されやすくなるものです。支援する人と受ける人、医師と患者、先生と生徒、上司と部下というような関係性です。

　そこでケロプダス病院では、対等（水平）の関係性を意識するために、相談者側が席を選びます。ケロプダス病院近隣の専門学校の先生が、こんなことを言っていました。

「生徒が部屋に入って相談に来るときは緊張しているものです。先生と生徒のあいだには上下関係がありますから。だから私たちはケロプダス病院がやっていたように、生徒に席を選んでもらうようにしています」

　ケロプダス病院のスタッフは学校にも何度も来ていますから、そうした対話の文化が地域で根づいていると言っていました。

　このような細かな工夫はいくつもありますが、いずれも「相手を尊重している」という気持ちが表れるのが第一で、必ずこうしなさいというものではありません。場面や状況によって臨機応変に考えればよいと思います。

　ときにはパソコン入力が必要になるなどの事情で、医師が座る場所が固定していることがあります。ケロプダス病院でも私のクリニックの部屋でも同じです。そういうときはどうしたら相手を尊重していることが伝わるでしょうか？

　たとえば私の対話の部屋にはソファが用意してあります。私の座る席よりもゆったりしているので——それが正解かは人それぞれでしょうが——そちらへどうぞとご案内することもあります。

時間はどうする

　ケロプダス病院では、1回目の対話の時間は90分と定められています。参加する人数が多いため、互いに自己紹介をしたり、それぞれにどんな背景があるかを話すなどを考えると、90分はあっという間です。

　2回目以降は、互いのことやここに至った経緯をひととおりは共有したあとですので、60分くらいに設定されています。

60分でさえ難しい……

　日本の保険診療の範囲内では、60分の時間をつくるのさえとても大変です。精神科の外来診療時間が5分や10分前後しか持つことができないのは世界でも日本くらいだと思いますので、世界に存在しない工夫を何か考えなければなりません。私の外来では、予算が許す方の場合は**選定療養費**（予約料）**の制度の利用をお願いして、少し長い時間を確保**しています。

　さて、短い時間だとウォーミングアップが足りず、思いが言葉になるに至らないこともあります。そんなときは事前に話したいことを書いてきてもらいます。私はその場で読んで、感じたことをリフレクティングを意識しながら話すような工夫をしています。

　それでも時間を短くするのはとても難しいですね……。

対話のあとに
対話が続くことが大事

　私は短い時間で対話が終わったあとでも「対話を続けたい」と思えるようにと、いつも考えています。私がいないところでももっと話したくなるにはどのような質問をしたらいいだろうか、どのように今日の場を終えたらいいか、というようにです。なにより「**対話の場が終わったあとも対話が続くのを信じる**」という感覚を大切にしています。

　たとえ後半の10分だけ話がはずんだとしても、それはそれで十分に意味があります。10分も盛り上がったのならば、スタッフたちがその場からいなくなったとしても、残った人たちのあいだで対話が継続していく可能性があります。専門のスタッフなしでもこのような場が生まれていくことこそが、オープンダイアローグの最大の目標です。

　また、当日の対話の場で話された気持ちや意思決定などが、次の日にはもう変わっていることもあります。昨日言ったことと今日聞くことが違うこともあります。それでまったく構いません。昨日の約束を今日も引き継がなくても、対話が続いていることが大切です。

必要があれば連日開く

　対話の時間が終わっても、「話し足りない」「まだ困難な状態にいる」「とても心配だ」「家族も憔悴している」というようなとき、あるいはこちらが「まだ話を聞き切っていない」と思えるときは、

「明日も会いましょう」と伝えられると本人も家族もとても安心されます。これはケロプダス病院から教わった方式ですが、その必要があったゆえに結果的にそうなったのでしょう（初期の頃の調査論文には、精神病状が強い場合、少なくとも10〜12日連続で対話すると安全が確保されたと感じるとあります）。

このように翌日会うということが必要な人たちがいる一方で、ただの1回の対話の時間を持てただけで、そのあとは必要がなくなる人たちもいます。ほんの数回の対話の場があっただけで、ひどく困難に見えた状況が解消されることもあります。次に会うのが数か月後とか数年後という人もいます。対話はそれぞれ必要な時間、必要なだけ行われればよいのです。

［時間差で対話する

前述のとおり、日本では連日会うことも、医師が60分の時間を毎回つくることも至極困難です。そこで、次のようにするのもいいかもしれないと思っています。実際にそうしている医療者たちもいるでしょう。

相談に来た人と私とで1対1で話をしているときに、医療以外の困りごとが見えてくるのは普通のことです。たとえば障害年金のことや、福祉事務所との相談、法律問題などさまざまです。そんなとき私のところでは、精神保健福祉士や看護師にその相談の続きをお願いしています。

この構造は、相談者と私とスタッフが同じ空間にはいませんが、相談者と私が話すことで考えが進み、相談者とスタッフが話すことでまた考えが進み、その進んだことを受けて相談者と私がまた話す

というように、時間差で対話していることになります。

「この前うちのスタッフと話されましたね。どんな話になりましたか？」と聞くことで、対話の続きをつくることができます。スタッフもまた、「医師とはどんな話をされましたか？」と聞くことで交互のやりとりになるでしょう。

同じ職場のスタッフとだけでなく、外部の人、たとえば定期的にカウンセリングに通っている方がいれば、そこでどんな話がなされたのかをカウンセラーと私とで互いに聞く。訪問看護でも同じです。ほんの少しでも聞くことができれば、時間差の対話が生まれやすくなると思います。

ほかの相談員に話を振ったらそれでおしまいではなく、交互に対話が進むようにすると、相談者のなかでいろいろな考えや思いが促進されてきます。こうすると、同じ場で対話をしていることにだいぶ近づきますね。

本当は同じ場所でみんなで対話ができることが理想ですが、どんな条件でもとにかく対話をするという意識を持つことで、さまざまな工夫が生み出されるという一例です。

精神科訪問看護を利用してみよう

　ケロプダス病院で対話の場にいる専門職は、看護師であることが大半です。人数の限りのある医師や心理士が入る場面は少ないです。

　日本では、精神科の訪問看護の制度があります。精神科医に「訪問看護指示書」を出してもらうことで、医療保険制度を利用して訪問看護ができます。訪問看護は、必要に応じて60分前後の話す時間をつくることができますし、複数名で訪問することも可能です。週に3回、場合によっては2週間連続で対話の場をつくることもできます。

　日本の医療制度のなかでは——経営面や運営面での工夫が必要ではありますが——看護師さんたちが対話的でありさえすれば、そこからオープンダイアローグを始めることができます。

第 **4** 章

セッションを始めよう！

60分の対話には、
4つの要素があります。
「オープニング」
「全員の声を聞く」
「リフレクティング」
「クロージング」です。
これらの要素を意識して
セッションを進めましょう。

1 オープニング

チェックインを
確認する

　最初に、その場にいる全員が対話の場に心身ともに参加（チェックイン）できているかどうかを確認します。これはとても大切な作業です。チェックインしているかどうかを確認することは、「全員のことを尊重している」ことを表明する態度でもあります。

　まず参加した人が全員来ているのか、参加していなければその人を待たなければならないのか、とりあえず始めてその人が来たときに対話の場に入れるようにすればよいのか、などを確認します。

　実際には「対話の場に身体はあるけれども、こころが参加していない」という人もいるかもしれません。心身ともに場にチェックインできていないままに対話が始まると、対話に入るきっかけをつかめないまま時間が過ぎてしまうかもしれません。そうなってしまえば、次の対話の場には参加したくないと思ってしまうこともあるでしょう。

自己紹介を
2回するくらいのていねいさ

　そこにいる人たち全員が、話すことに安全を感じていることが大切になります。相談する人たちは、自分の困りごとに耳を傾けてくれるのか不安を感じたり、話すことで自分が傷つけられてしまうのではないかと恐れているかもしれません。

　ケロプダス病院のスタッフはたいてい、初めて会う人たちに2回自己紹介をすると言います。1回目は最初に会った瞬間に、2回目は対話の場に座ったときです。

「初めまして〇〇と申します」

「あらためまして〇〇と申します」

　よく考えれば当たり前のことですが、その当たり前が行われないことがしばしばあります。

　たとえば、初めて会う人に自己紹介をするのは普通のことだと思いますが、初対面で診察に入るや否や「今日はどうしたの?」と聞かれたら、かなり失礼なことだと思います。

「お待たせしてすみませんでした」「私は〇〇と申します」「雨の中、こちらにいらっしゃるのは大変でしたね」など、人と人とのそんな普通の関係性こそが対話の前提です。

対話の場を温めるための
準備運動

　さて、いざ対話をしようといっても、すぐに話したいことが話せ

る人はそんなにいないでしょう。対話は簡単なことではありません。まして精神的な困難に直面した人たちのあいだで対話をするには、大きなエネルギーが必要です。

そんな対話は、激しい運動のようなものとたとえてもいいのかもしれません。運動をする前には準備運動が必要です。いきなり「さあ話しましょう」と言っても、なかなか言葉は出ません。

そこで、たとえば最初に天気の話をすることがあります。一緒に暮らす犬がいれば、そのことを聞くこともあります。洋服の話をしたり、遠路集まってくださった人たちを互いにねぎらうようなことも大切かもしれません。いずれにせよ、話すためには「身体とこころを温める」ことが必要です。

実際には、あまりにもカチコチになって、60分のあいだずっと準備運動で終わることもあるかもしれません。しかし、そのほうがいいくらいです。**準備運動せずに対話を始めると大けがをしてしまう**かもしれませんから。またこの時間で心身が温まれば、スタッフがいなくなったあとも、その人たちだけのあいだで対話が起こるかもしれません。

最初に 経緯と期待を聞く

「この場は話したいことを話せることが保障されている」と明確に伝えるために、最初に行うとよいとされるふたつの質問があります。それが「経緯」と「期待」です。これを全員に聞きます。

まず経緯から。たとえばあるセッションは、こう聞くことから始まりました。

「今日、この場にいらしてくださった経緯、どのように聞いてこちらにいらしてくださったかをそれぞれにお聞きしてもいいでしょうか」

ご家族が答えてくれました。

ゆりこ（母）：この数日、息子が不安でしかたないと話していて、眠れずにいました。保健所に相談したら精神科の受診を勧められて、それでインターネットで検索してこちらに連絡をしました。

たけし（息子）：母が一緒に行こうと言ってくれて。

しんじ（父）：病院から父親も一緒に来てほしいと言われたと聞いて。本人のことなので私は行かなくてもいいと思ったのですが。

それぞれに経緯を話してもらうことで、その場にいる全員が尊重されていると伝えることになります。

もちろんスタッフにとっても、それぞれの背景を知ることになるので助けになります。どういう気持ちでこの場にいるのかが互いにわかれば、その後の対話を進めることに役立つでしょう。相手が何を思っているのかわからない場所で、自分の気持ちを話すのは難しいものです。

経緯を互いに確認できたら、これからの話し合いへの期待を聞きます。

「今日、この場で話したいと思っていたことや、期待していることがあれば、それを最初にお聞きしてもいいでしょうか」

これを聞くことによって、互いに異なる期待を持ってこの場にいることが見えてきます。同時にこの質問は、ここは「話したいことを話していい場」であることを伝えられます。

　ときにはこの質問にとまどう人もいます。病院に行くということは困りごとを話し、それに対して助言をもらうものだと思っていて、「話したいことを話す場」だと思っていない場合もあります。たとえば、こんなふうです。

たけし：え、話したいこと？

モリカワ：またはこの場にどんな期待を持っていらしてくださったか、最初にお聞きしてもいいですか？

たけし：あ、えっと、期待。この不安な気持ちが自分ではどうにもならなくて、なんとかならないかを相談したいです。

モリカワ：ゆりこさんは？

ゆりこ：息子のこの不安が軽減する方法を知りたいです。お薬とか、カウンセリングとかどんな方法があるのかを知りたいです。

しんじ：いや、まあ、治ってもらえれば。私は特に話したいことはありません。たけし自身のことなので。

　それぞれが何を思っているかが見えないままでは対話が起こりにくいものです。経緯と期待を聞くだけでも、それぞれの考えが見えてきます。

　また、それぞれの考えが少しでも異なれば、その差異について話すことが対話のきっかけにもなり、ときには話題の重要な中心にもなるでしょう。

ゆりこ：あなたはいつもそう。なんでも人任せ。たけしの一大事になんとも思わないの？

しんじ：いや、たけしはもう大人だ。自分のことは自分で決められる。俺もたけしの年ではそうしてきた。

たけし：父さんは、僕の考えをいつも決めつける。僕のことを聞こうとしないじゃないか。自由にやれといつも言うけど、父さんの気に入らないことをやるとすごく不機嫌になるじゃないか。

　不安に対して、その症状を分析して、診断名をつけて薬を出しても、この家族を助けることにはなかなかつながらないでしょう。このあとスタッフがそれぞれの言い分を話すのを手伝うことで、たけしさんは幼少期から父親の顔色を探りながら生きていたことが見えてきました。

　相談を受ける人が、自分たちが聞きたい話を聞こうとするのか、本人たちが話したい話を聞こうとするのかで、話の展開がまったく異なるのはまれではありません。間接的にそれを示すだけでなく、直接「この場は、話したいことを話していただける場です」と伝えるのもいいでしょう。

［ 2回目以降はどう聞くか
──私のやり方

　最初の対話のときに経緯と期待を聞くのは自然なことであるとして、では2回目以降はどうでしょうか。やり方は人それぞれだと思います。私は医師なので、会話の場面においては「診察」という設

定があります。そこで、こんなふうに聞くことが多いかもしれません。

「前回お会いしたのが○日でした。その間はいかがお過ごしでしたでしょうか」

あるいは短く「いかがでしたか?」という問いも、何を話してもいいということを示す言葉として、ときどき役に立っていると感じます。

話したい思いを私の声で邪魔しないように細心の注意をしながら、とても小さな声で「いかがでしたか?」と言うだけで、話したいことがたくさんあふれ出ることもあります。私の質問が話したいことを話すのを邪魔しないためにはどうしたらいいのかを考えながらいつも質問を選びます。

またふたつ目の「期待」については、こんなふうに聞くことがあります。

「今日、特に話したいと思っていたことはありますか? もしあれば。もちろんなくても大丈夫です」

話したいことを話していいという「場の設定」を確認するのと同時に、「話したいことがなければ来てはいけないのか」とか「話したいことを考えてこなければ来てはいけないのか」というようなプレッシャーのようなものを軽減したい思いもあります。

というのは、話をしに来たのではなく、状態を伝え薬をもらうだけを期待している人もいますし、さまざまな理由で今は話したくないと思っている人もいるからです。それがわかったら、

「お薬のことで何か話したいことがありますか?」

とお聞きし、

「お薬のこと以外でもし何か話したいことがあればお聞きしてもい

いですか？」

と言うこともあります。

＊

　どのように会を始めるかは、その人と私の関係性によって異なります。たいていは、最初はそうでもなかったとしても、少しずつ話したいことを話してくださるようになることが多いと思います。**話したいことがたくさん出てくると、薬についての会話はほとんどなくなります。**

　なおフィンランドでは、処方が同じでよければ、薬をもらうためだけに医師に会う必要はなく、薬局で薬をもらうことができます。だから話したいことがなければ会わなくていいということですし、医師の側からしても、薬を処方するためだけの短時間の外来を毎日こなす必要がなくなり、困っている人たちとじっくり話す時間が確保できます。

　安全重視の日本のスタイルが短時間の診療を生み出したわけですが、その数分が安全を守ることに本当に貢献しているのでしょうか。

全員の声を聞く

オープンダイアローグでは、とにかく「その場にいる全員の声を公平に聞く」ことがとても大切です。声が公平に聞かれることによって、その場にいる人たちは、精神面の困難に直面した人だけが主役なのではなく、自分たちもまた主役なのだと感じられることになります。そうならなければ対話になりません。

なぜ全員に聞くのか

ヤーコ・セイックラ氏が日本でオープンダイアローグのデモンストレーションを行った場面がありました。困難に直面した当人とその家族に、経緯と期待をセイックラ氏が聞くと、それぞれの話したいことが異なっていました。このときセイクッラ氏はこう尋ねました。

「みんな話したいことが違うけれども、どの話をしましょうか」

結果的には、ご家族が話したいことのなかから本人がテーマを選択して対話が進みましたが、あとでセイックラ氏は「こころの中で、本人が話したいその話題になれ」と願っていたと話していました。

大切な点は、「**願ったけれどもそうなるようにコントロールはしなかった**」ということだと思います。その選択になったのは互いの関係性が影響している面もあります。その関係性を無視して会話を進

めてしまえば、誰かにとってはおもしろい話だけれども、ほかの誰か
にとっては関係ない話となってしまうかもしれず、対話にならない
でしょう。このように、全員を尊重することが徹底されていること
がうかがえます。

　コントロールしない心構えは、いったいどこから来るのでしょ
う。それは「**対話が起こりさえすれば大丈夫だ**」と、こころから
思っているからです。

　なお、この「全員の声」のなかには、その場にいるスタッフの声も
含まれています。私が初めてケロプダス病院の対話セッションに見
学者のつもりで参加させていただいたときに、そこにいた精神科医
からこう聞かれました。

「あなたはどう思う？」

　私はそのときは何も話せませんでしたが、見学者の私も対話の場
の参加者なのだという公平さの宣言にありがたさを感じました。

それぞれの必然性に従った 「公平」

　さて、公平に聞くことの大切さが頭でわかったとしても、実際に
はどうしたらいいでしょうか。できるだけ話す時間を同じくらいに
することなのでしょうか。しかし話したい量はそれぞれ違うかもし
れません。

　ときどき「ひとりで話し続ける人がいる」とか「支配的な人がそ
の場をコントロールしてほかの人が話せない」と感じる場面に遭遇
します。そんなときどうするか。ケロプダス病院のスタッフのひと
りは、自身の経験からこう言います。

「長く話す人は、長く話すことが必要なのです。**全部聞いてもらったと思ったなら話すのをやめるものです**」

　60分という時間のなかで、全員の声を同じくらい聞きたいと願いつつも、話したいと思う量はそれぞれ違うものです。なので、時間を均等に分けるのではなく、それぞれにとって必要な量をそれぞれに確認しながら使っていくことが大切だということです。

　リフレクティングを体系づけたトム・アンデルセンの逸話のひとつに、こういうものがあります。

「トムはある日、家族と本人がいる場所で、ずっと家族とは話さずに本人とだけ話したんだ」

　トム・アンデルセンは、それが大事だと感じたのでしょう。

ひとりで話したいと言われたら
──私のやり方

　以下は私の経験です。

　ご家族と一緒に相談に来たけれど、ひとりで話をしたいと言う方がときどきいます。家族はロビーで待つことになりました。しかし、いらしてくださったご家族のことも尊重したいと思っています。そこで私は最後の15分くらいになったときに、ひとりで話していたその方にこう伝えました。

「今日はこのあたりで終えたいと思います。ご家族がいらしていましたが、今日話されたことのいくつかは、ご家族に伝えなければならないように思います。それはご自身で話されますか？　私から伝えましょうか？」

　ご自身で伝えるという方もいれば、私から伝えてほしいという方

もいます。後者であればその場にご家族を招いて、ご本人にはこう
お伝えします。

**「これから私がどう聞いたかを話しますが、間違えている部分もあ
るかもしれませんので、その場合は訂正してください」**

　同時に、部屋に来てくれたご家族にも、「私が話したことについ
て、どう思われたかをお聞きしてもいいですか？」とか、「何か話し
たいと思っていることはありますか？」とお聞きします。するとご
家族も、自身の思いを話されます。

　こうして私とご家族が、少しの時間ですが話をします。それをご
本人が横で聞いている。するとこれがリフレクティングの会話のよ
うなものになって、ご本人は家族の思いを知ることができたり、自
分自身のこころの声を聞くことができる時間になります。

　たったの15分程度のことですが、次にお会いしたときに「前回
のあとで家族間での対話が続いたのだな」と、感じることがよくあ
ります。

　ただ家族内では、私のいないところで私が話したことが話題に
なったりしますので、誤解が生まれることもあります。ときにご家
族から確認の電話がくるようなこともありますが、そうした「差
異」はさらなる対話のきっかけにもなります。なのでご家族には、
「何かお困りのときは電話をください」「次のときは一緒に話しま
しょう」などと伝えるようにしています。

3 リフレクティング

　オープンダイアローグにおけるリフレクティングは、相談に来た人の前で、専門職同士が向かい合って話し合う形で始まります（81ページ参照）。

　透明性の項（79ページ）で述べたように、専門職は自分が考えたことを話す責任があります。セッションのなかでも、スタッフが自分たちの考えたこと思ったこと感じたことを話さなければならない場面は多々あります。何も話さなければ、「そこは対話の場ではなかった」ことになりかねません。

　対話の場に参加する人には、「話したいことを話し、話したくないことを話さない」が担保されなければなりませんが、スタッフは対話を促進するという責任を担うゆえに、特にリフレクティングの場で自分たちの考えを話さなければなりません。

　リフレクティングは専門職たちの考えを、相談者たちを脅かすことなく安全に出すための装置として、また専門職の透明性を表明するためのものとして大切なものです。

　リフレクティングについては説明が長くなりますので、第6章でまとめて述べます。

クロージング

対話の場を終えるにはどうしたらいいでしょうか。時間が来たので終わりますと言ってプツリと切ってもよいものでしょうか。オープンダイアローグの場では、終わり方にもていねいさが求められます。

細心の注意が必要

対話の場では、こころの中のことが互いに表出されます。もしかしたら、こころの奥底に蓋をしていたものが出てきて、その場にはさまざまなものが渦巻いているかもしれません。

気持ちが大きく揺さぶられたような場を、どのようにしたら安全に閉じることができるでしょうか。揺さぶられたまま中途半端な状態で対話の場が終わってしまえば、悪い影響を残しただけで終わることもありえます。

したがって、対話の場を終えるときも細心の注意が必要です。安全に終えるための工夫をいくつか紹介しましょう。

最初に 終わりの時間を確認する

安全に、気持ちを落ち着かせて終わりを迎えるためには、終わり

の時間をあらかじめ伝えておくのがよいでしょう。

　参加者たちが終わりの時間を知ることができれば、それぞれが何をどこまで話すかを調整することができます。中途半端に終わりそうなら、「**話さないほうがずっと安全**」ということだってあります。また、ゆっくり話したいテーマは次回に持ち越すなど、自分で選択できます。

残り15分でどうするか

　終わりの時間はわかっていても、その準備に入れないこともしばしばあります。そこでスタッフは、こう伝えます。
「**あと15分くらいで終えなければならなくなってきました**」
　終わるための準備には15分くらいは必要ですから。そして、
「**残りの時間に話したいことがあれば話していただいてもいいでしょうか**」
と促します。これが対話の時間を安心して終えることにつながります。

　なお、専門職だけの会話、つまりリフレクティングが行われたときは、それを聞いていた人たちが話すための時間が必要です。最後の15分のなかに、その時間は含まれないほうがいいと言われています。

最後は 本人たちの声で終える

　専門職は、最後に自分たちの声で、何かいいことを言って終えよ

うとしたいかもしれません。しかし、本人たちの声で終わることが大切です。専門職が何かを話して終わってしまえば、相談者は応答したい気持ちが呼び起こされたとしても話す機会がありません。自分が何を思ったかを最後に話せるように配慮します。

　最後にスタッフは、全員にこのように聞きます。

「今日の場が、それぞれの方にとってどうだったかをお聞きしてもいいでしょうか」

　参加者それぞれは、自分以外の人がどう思っているのかを気にしているかもしれません。しっかりと対話が行われていたのなら、たいていは「こういう場があってよかった」と話されるように思います。たとえ何かよい結論が見えなかったとしても、そのように話される方が多いです。この場があってよかったという声があれば、ただそれだけで対話の場は続いていくでしょう。

```
むずかしい対話場面の
終え方
```

　対話の場が困難の真っ最中であっても、時間が来て、どうしても終えなくてはならないときもあります。そういうときはこんな言い方があります。

「今日はあと15分くらいで終えなければなりません。何かこれだけは話しておきたいと思っていることがあれば話していただいてもいいでしょうか」

　そのときに「本当はこういうことが話したかったけど今日はその時間がなかった」とか、「まだ何の解決もしていない」というような否定的な言葉が出ることもあります。そういうときは、その場に

いるすべての人への尊重を示すために、スタッフは自身の気持ちをたとえば次のように伝えます。

「十分な時間を持つことができず申し訳ない気持ちです。これについて引き続き話すために、次の機会をできるだけ早く持ちたいと思うのですが、いかがでしょうか」

このような言葉は、相手のことを尊重していれば自然と出てくるものですので、定型文は存在しません。その場その場での自分なりの言葉が生まれればよいのだと思います。

もしも、「この場がよかった」と話してくれたとしたら、対話の続きをスタッフたちがいないところでも続けてくれるかもしれません。**私たちと話したあとで、ファミレスで3時間語り合った**などと耳にします。たったの60分の対話のあとで、180分も家族と語り合うなんて——それが親が子どもに説教するような構造ではなく対等な対話であれば——なんとうれしいことでしょう。

次を決めることで チェックアウト

それでも対話の場では話し切れなかったこと、中途半端に終わってしまってフラストレーションがたまってしまうことはいつでも起こります。したがって、できるだけ次の話す日を決めて終わるのがよいです。

ある程度話ができたのなら「また必要なときに連絡します」と言われて終わるかもしれませんが、もっと話したいという思いが強ければ「また話したい」「明日も話したい」という言葉があるかもしれません。いずれにしても、次を決めること。これが対話の場を安

心して終えるためには重要な要素です。

　ここで重要なのは、その場にいる全員がそれに同意しているかを確認することです。次に会う日が決まったとしても、そのことに不安を抱えている様子があれば（なくても）、私はたとえばこう言います。

「もしも途中で話をしたいということがあれば、連絡をください」

　こんな一言を添えると、みなさん安心してチェックアウトできるように思います。

統合失調症の患者数はさらに減る

　ケロプダス病院を受診する統合失調症の患者数は、この20年くらいで10分の1以下に減っています（人口10万人に対して年間2〜3人：2015年調査）。通説では統合失調症を有する人は人口100人に対して1人弱で、これは世界共通のこととされています。日本でも、「実際に統合失調症の患者数は減ってきている」と言う人もいれば、100万人もの人が家でひきこもった状態にあって、そのなかには相当数の未治療か医療中断中の患者さんたちがいるから「病院に来ていないだけ」と言う人もいます。実際はどうなのでしょうか。

　院長だったビルギッタさんは生前、「統合失調症の診断がつくというのは、私たちの治療がうまくいかなかったからだ」と言っていました。

　現代精神医療でも、発症した初期に適切な治療を受ければ長引かずに回復して、統合失調症の診断に至らないとわかっています。この場合の「適切な治療」とは、抗精神病薬を内服することに限定されません。苦難に直面した早期に、その人たちの声に耳を傾け、その困難に対して一緒に解決に挑む人たちがいさえすれば、統合失調症を患う人はもっと減るということになります。

対話を促進させる工夫

対話の場を設けても、
それぞれの参加者がすぐに
安心して話すことができるかというと、
必ずしもそうではありません。
対話を進めるための工夫のいくつかを
紹介します。

話すことと
聞くことを分ける

　対話を促進する最大のポイントは、「話す時間と聞く時間を明確に分ける」ことです。話し手が安全に話すことができるように、話すことを（ほかの人に途中で邪魔されないように）手伝い、聞き手は「話し手が話しているあいだに何かを言おう」としなくてもいいように（聞くだけでいいのだと思えるように）手伝います。

　どのようにしたら話す時間と聞く時間を分けることができるかは、その場面場面で異なるものですので、そのつど考えていくことになるでしょう。

　話し切ること、聞き切ることができると、それまで互いに知らなかったことがわかる。それによって事態に変化が起こるはずです。

> たとえば
> こんな言い方をする

　もしも話すことと聞くことが分けにくくなったら、どうしたらいいでしょうか。たとえばこんなときです。

息子：仕事に行くのがおっくうで。
母：そんなのみんな同じでしょ。
息子：……

このように、片方が話している途中でもう一方が言葉を重ねてしまう場面はめずらしくありません。そんなときは、次のような言葉を足します。

「仕事に行くのがおっくうなのですね。よければその理由をもう少しお聞きしてもいいでしょうか。お母さまのお話もこのあとでお聞きできたらと思っています」

その場に数人の参加者がいるなら、こんなふうに言うこともあります。

「みなさんそれぞれのお話をお聞きしたいと思っています。まずはAさんの話を、そのあとにBさん、Cさんの話もお聞きしたいと思っています」

話す順番の決め方

誰が先に話したほうがいいかに正答はないと思いますが、話す準備ができていると感じた人や、困りごとの中心にいる人から順に聞いていくことが多いでしょう。また、直接「どなたから話しましょうか」と聞くこともあります。

スタッフが何かのアクションを起こせば、その場の関係性に変化が起こります。どんな選択をしても、たとえば話す順番をスタッフが決めれば、どうしてその順番なのかといった疑念が生まれることもあります。選択をしたスタッフがヒエラルキーでは上となって、その場の対等性を保つことができにくくなるかもしれません。

疑念を減らすためには前述のとおり、選択した理由を話したり、その選択でよいかの確認をしたりすることが求められます。

誰が話者なのかを明確に示す

　話すことと聞くことを分けるためには、**話し手の側に身体を向けるのもよい工夫です**。話し手とのあいだで小さな輪ができます。そうすることでその輪の外にいる人は、「今は聞くときなのだ」と実感しやすくなると思います。

　輪の外にいる人たちが、話に入らなくてよいと思えたならば、その場から少し自由の身となって、自分の中にわき起こる声に耳を傾けることができるかもしれません。自分自身との対話も促進される時間にもなります。こうなれば、対話の場には幾重もの考えが創造されていきます。

2 話したいことを 話せるように

　ここまで書いてきたとおり、その人が話したいと思うことを話せるように手伝うことは、専門職にとって大切な役割です。

　たとえばもしも診断名や薬を考えながら話を聞いたら、その話だけに関心を持ってしまい、ほかの話を聞き洩らしてしまうかもしれません。

　実際、うつ病の診断と処方の選択を終えた医師の前で、ぼろぼろと泣いた人が、医療者に「もう時間だから」とか「うつ病だから薬飲んでね」「ここは話を聞く場所ではないから」などと言われて話が途切れたといった話を聞きます。**診断には関心があるが人生の苦悩の中身には関心を持たないような医療者もまれにいます。**

　医療だけでなく福祉や介護の相談の場面でもときどき聞きます。「先生に相談したほうがいいよ」「入院したら」などと言って、話を聞くことを拒絶していることはないでしょうか。話した人にとって、それはとてもつらい体験になるに違いありません。

　対話実践のスタッフたちは、「自分が聞きたい話を質問すること」はできるだけ避けています。その人が話したいと思っていることを聞く。これがその人や、周りの人たちにとっての対話を助けます。

　私はいつも自分自身に対して、

――本人が話したいと思うことを聞けているだろうか?
――自分の仮説を証明するために質問していないだろうか?
と自問自答しながら話を聞いています。

ジャッジされたら
二度と話さなくなる

　話したいことを話す、といってもそんなに簡単ではありません。あるときは恐るおそる話し始めるでしょう。人生の失敗、苦悩、家族のことなどを話すのは、とても勇気のいることです。恥ずかしいと思ったり、あるいは以前に、話をしたことによって傷ついた経験があるかもしれません。

　だから聞き手がもっともやってはいけないことは、話されたことに対していくつかをピックアップしてそこにジャッジメントを加えることです。

　「それはよくないことだ」「よくない考えだ」「そんな話は聞きたくない」「そんな話は甘えでしょう」「社会はもっと厳しい」「みんな大変だ、もっと苦しんでいる人はほかにもいる」――こんなことを言われたら、二度と話さなくなってしまいます。

　聞き手は、話し手が話してくれたことを大切にする。これなしに、話す安心と安全を創造することはできません。

話したいことと話したことは
違うかもしれない

　言葉は、頭の中やこころの中に浮かんだことを表現したもので

す。そこには必ずズレがあり、思いをすべて表現するのは不可能です。

　ときに「死にたい」「どうして生きなければならないのか」というような、とても応答が難しいことが話されます。「それはこうだ」とか「そんなことを言わないでほしい」などと言ってしまえば、その人の気持ちは閉じてしまいかねません。

　では、「死にたい」などの言葉があったとしたらどうしたらいいでしょうか。私の尊敬するある心理士はこう教えてくれました。「死にたいという言葉ではなくて、どうしてその人が私に死にたいと言いたかったのかに思いを寄せることです」

　言葉になったことをそのまま解釈するのではなくて、言葉にしたかった気持ちに寄り添うことができればと思います。

　また、話したという事実は話した瞬間に過去になります。話した瞬間に別の考えが生まれ、すでに話したこととまったく違う思いになっているかもしれません。話したいことを理解するために、このような質問をすることもあります。

「〇〇さんの話されたことは、こういう理解で合っていますでしょうか」

　自分はこのように聞いたと伝えると、その人にとっては、自分の話したことがどう聞こえたのかを知ることができます。自分の話したことと自分の思いが一致しているかどうかを確認できます。

　このようなズレは、人間関係のなかでも起こっているでしょう。本当の思いとはズレた言葉を家族が聞いて、その人のことを解釈している。それは誤解へとつながるものであり、誤解にもとづいた人間関係が構築されているかもしれません。

話を聞くことで
精神状態が不安定になるとは?

　苦しい思いをして生きてきた人は、自分自身の苦悩や、こころの傷に蓋をしています。その蓋が開いてしまうと、悲しみや怒り、こころの痛みがあふれ出て、日常生活を送れなくなるかもしれません。

　また、その蓋は当の出来事に近いことが起こると開きやすくなります。たとえば暴力を受けた経験のある人は、見知らぬ人の怒鳴り声を聞いただけで蓋が開いてしまうこともあります。

　専門職も同様で、人の苦悩を聞いているとき、自分自身の蓋が開きやすくなります。話を聞けなくなったり、とっさに反応して批判してしまったり……。だから人の話を聞く専門職は、自分の蓋が開いても大丈夫なように、自分の抱える傷を十分に癒し、回復していなければなりません。オープンダイアローグのトレーニングにはその目的もあります。

　相談に来た方がみずからの苦悩を話す。それは話し手にとってはこころの傷の蓋を開くのと同じことです。専門職ならばその傷を癒してくれると信じているからこそ、さまざまな形で蓋を開くのです。場合によっては激しい怒りを専門職にぶつけたりするかもしれません。このとき専門職が怒ったり、良い方向に持っていこうとしたりして、その場に留まれずに逃げてしまえば、取り残されたその人はとてもつらい思いをするでしょう。たとえば次のような応答です。

「死にたい」⇒「そんなことを言うものじゃないよ」

「親を殴りたい」→「そんなことしたら警察に捕まるよ」

「狙われていてこわい」→「病状だから薬を飲んで」

「おまえは最低だ」→「そんなことを言うなら別のところに行って
　　　　　　　　　　　もらっていい」

　話を聞く人は、話し手がこころを開いたときにじっくりとその場
に留まらなければなりません。話を聞く専門職にはその覚悟と責任
が求められます。

3 話し手が 自分の声を聞くのを助ける

精神面の困難に直面しているときは特に、自分自身が何を考えているか、どんな気持ちで、何を話しているのかわからなくなることがあります。そんなときスタッフは、「話す人が自身の声を聞く」のを助けます。

> 話していることを
> いちばん聞いている人は誰か？

ただ話を聞いてもらうだけで、こころが楽になったという体験をした人は多いと思います。聞き手の側もその人のことがわかってきます。

ケロプダス病院の対話の実践者たちは、「自分が話すことをいちばんたくさん聞いている人は誰か？ それは話しているその人だ」と言います。

話す人は、話すことで楽になっていくという体験をするだけでなく、自分自身の声を聞くことで自分自身の理解者になることができます。

では自分自身の話をうまく聞く方法はあるのでしょうか。「間」というものを意識するといいと言われます。

間には
さまざまなものが生まれる

　間とは何でしょうか。まず、「話した人が話し切ったあとに生まれる時間的なもの」があります。「話している人と話を聞いている人のあいだにある空間的な間」もあります。「呼吸と呼吸のあいだの間」というのもあります。「空間そのもの」を間という言葉で指すこともあります。

「スペースが存在する」と言い換えたほうがわかりやすいと思う人もいるでしょう。対話の促進者たちはこのスペースを大切にします。

　さて、対話の場においては、話し切ったあとに間が生まれます。聞き手はその間をどのように感じるでしょうか。

　居心地が悪いときもあるでしょうが、その間が、話した本人にとって、**自分の言葉を自分自身で振り返るために大切な時間になっている**ことがあります。この間には、さまざまなものが誕生します。自分の話したことを再度こころの中で反芻して、それを聞きながら次の言葉が生まれる間になっているかもしれません。

沈黙に戸惑ったら
聞けばいい

　とてもゆっくりとした間が必要な人もいれば、間は少ないほうがいいと感じる人もいます。それは話している内容によっても変わります。

　沈黙の時間が長くなって、その意味がわからないときもあるかも

しれません。そんなときに私は、率直にこう聞くこともあります。

「ひとつ質問をしてもいいでしょうか。〇〇さんは、この沈黙の時間をどのように感じていますか？ 私はこの沈黙の時間もとても大切だと感じています。でも人によっては沈黙が耐えられないと思う人もいます。もしも嫌だと感じられるのでしたら、避けられるように何かしたいと思います。それで〇〇さんはどう感じているかをお聞きしたいと思いました」

どう聞くかに正解はないと思いますが、話し手のほうも、この時間を聞き手がどう感じているか心配でしょう。「話すのを待たれているようで嫌だ」「注目されてプレッシャーになる」と言う人もいます。だからこの時間を大切に思っていると伝えるのは、互いにとってよいでしょう。

また、この沈黙の時間は、話し手がいろいろと考えて言葉を探している様子なのか、単に思考が止まった状態なのかが一目瞭然のときもあります。前者であれば、大切な時間と思って言葉を待つことができます。しかし、相手の言葉を待っている様子に見えたり、「先生、診断名は何ですか？」というように質問があるときは、思考を止めている場合も多いのです。

この間（ま）というものが生まれたときは、リフレクティングに入る最適なタイミングです。

聞いたことを繰り返してみる

話し手が自分の話を聞くことができるために、聞き手は、話されたことをそのまま短く繰り返すことがあります。

たとえば話し手が「誰も自分のことを理解しようとしてくれません」と言ったときに、「誰も」とか「理解しようとしない」と短く繰り返すことで、話し手は自分自身が話した言葉を聞くことができます。それを自ら耳にすることでさらに思いがめぐり、言葉にしやすくなります。「はい、誰も。いや母は少しわかろうとしてくれます」などと話が展開されるかもしれません。

　またこのとき、言葉の言い換えをしないことも大切です。たとえば、「父親がいつも母を殴っていました」と言ったときに、父親を「お父さま」に、殴ってを「DV」のように言い換えてしまうと、使われた言葉の意味が変わってしまったり、ジャッジされたような気持ちになってしまうことがあります。対話の場では「**使われた言葉を使う**」ことが大切です。

　ただ、短く繰り返すことを嫌う人もいます。詰問されているように感じることもあるからです。たしかに上の返答を、「誰もってどういう意味？」「誰もって本当に誰もいないの？」という質問だと感じたとしたら、不親切でぶっきらぼうだと感じるでしょう。

　そこで聞き手は、

「あなたが話してくれたことを私なりにどう理解したか話してみていいでしょうか？」

とていねいに前置きをして、自分がどう聞いたかを話します。「自分はそんなふうに言っていたのか」「自分の話したことをよく理解してくれている」「たしかにそう言ったけど意味が違うな」などと感じるでしょう。

精神医学的問題を
どう扱うか

　精神科病院であるケロプダス病院は、対話主義を貫いていますが、精神医学的なことはどう扱っているのでしょうか。診断名や薬はどうしているでしょうか。

　なお、オープンダイアローグは現代精神医療を否定していると思われることがときどきありますが、実際はそうではありません。オープンダイアローグが大切にしていること——じっくり耳を傾ける、まわりの人の話も聞く、一緒にさまざまな発見をしていく——に、精神医学が助けになることもあります。

診断名は
いったん脇に置く

　さまざまな現場（医療、介護、福祉等）で相談に来た人と話をするときに、その人自身の気持ちよりも、診断名を意識してしまうことはないでしょうか。ここでいう診断名とは、「統合失調症」「双極性障害」「認知症」などだけではなく、「幻覚」「妄想」「焦燥感」「抑うつ状態」という症状名、「暴言」「介護拒否」「徘徊」などの行動面への命名も含みます。

　診断名でものごとを考えてしまうと、ご本人たちの苦悩をちゃんと聞くことができなくなるように思います。「この話は妄想だ」「認知症だから同じ話を何度もする」「うつ病だからそう考えるのだ」

というように命名してしまうと、話している人の気持ちは大切にされにくくなります。話を聞くよりも医療につなげようとか、薬を飲んでもらおうと思いやすくなるでしょう。

支援をする人たちにとっては一見、何かの解決を示したように見えるかもしれませんが、「誰も自分の話を聞いてくれない」と感じさせるだけで、当の本人たちにとってはなんら助けになっていないことが多くあります。

妄想は結果

私はよく独居のご高齢の方の家に呼ばれます。「泥棒が入ると思い込んだり、"妄想"がひどいから治療してほしい」「入院を検討してほしい」という依頼があるからです。こんなときに私が最初にするのは、関係する人たちに集まってもらって、そのなかで本人の話を聞くことです。

本人は、精神面の困難、というか人生の困難に直面していますから、たいていはすごくたくさん、あふれるような気持ちを話してくれます。誰も話を聞いてくれないという嫌な体験をすでにしていて、何も話さないと決めている人もいますが、今日は話を聞きに来たという姿勢でその場にいることができれば、たいていは少しずつでも話し始めてくださいます。

私はただ話を聞きます。話を聞くときには、診断をするために何かを質問するとか、何かアドバイスをするために聞くというような意図は持ちません。その人が話したいと思うことを話せるようにします。

たいていは現在の状況について話をされますが、「どうしてそう

思ったのか、いつからそうなったのか」という始まりや経緯について質問をすると、その背景にある人生が語られることがあります。一緒に聞いている人たちにも、たとえば泥棒が入ってくると思わざるを得ない背景を理解できるようになります。

「認知症からくる妄想ではないか」などという医学的な視点をいったん脇に置いて話を聞いていく。すると、実はそれらの考えに至ったのはただの結果でしかなく、本当に困っていることや心配していることが見えてくるものです。その景色を、関係する人たちと一緒に見ていきます。

　ある人にとっては「大切にしてきたことができなくなった」という話だったり、ある人にとっては家族関係の苦しみの話だったりします。よく話を聞くことができればできるほど、**妄想というものは困難な事態に関する本人なりの状況理解であり、幻覚は本人の人生にかかわった何か**なのだとわかってきます。

　周りの人がその背景を理解できてくると、それまでのような得体のしれないこと、関わりようがないと思えることが少なくなって、周りの人がどうしていったらいいかが見えてきます。

　相互理解が進むと互いの関係性が安心できるものとなっていくでしょう。それは「統合失調症」「うつ病」などの診断名とは関係ありません。どんなときもその人の気持ちを大切にしていくこと、その人を理解することが、本当の助けになります。

　オープンダイアローグで妄想は消えるのか？　という質問を受けることがときどきあります。しかしオープンダイアローグでは、妄想のような現象はその人の苦悩の結果だと考えます。だから妄想を消すために話すのではなくて、対話しながらその苦悩を減らしたいと願うだけです。

最初の3回は
抗精神病薬を処方しない

　診断名を考えないで対話に集中することが難しいこともあります。そこでケロプダス病院では、対話に集中するための“型”のようなものを持っています。

　急な幻覚妄想状態にある人と最初に会ったら、その状態に驚いて抗精神病薬を処方したくなるかもしれません。しかし、「最初の3回は処方しない」と決めていれば、どんな状態であっても、何が起こっていて何を思っているのかを**じっと聞く覚悟を持てます**。

　そして、1回の対話では何ともならないと思うようなときは翌日も会いたいと思うでしょう。もっと話を聞かないと何が起こっているのかを理解できない、それほどのことが本人のなかで起こっている。それゆえ自然に、何度も連続して話を聞いていくことになっていきます。

　ケロプダス病院のオープンダイアローグのスタイルは、このような実践のなかで出来上がったものです。医療の専門職たちが「明日も会って話を聞きたい」という気持ちを持ったゆえに翌日も会った。それが大切だとわかったから、それができるような体制をつくってきただけなのです。

　私たちは、最初にケロプダス病院のスタイルを知るので、それがどういう経緯でできたのかわからないことも多いと思います。なぜ最初の3回は抗精神病薬を出さないと決めたのかといえば、実践をとおして、そうしたほうがいいと思った人たちがいただけの話です。

　逆に言うと、明日も会えるような体制がなければ抗精神病薬が選

第**5**章
対話を促進させる工夫

択されざるを得ないかもしれません。薬によって鎮静を得なければ、精神状態も持たないことはあるでしょう。「監視されている」「狙われている」と確信し、恐怖におののき、家族もそのことで憔悴しているようなときもあると思います。「精神病の状態」と診断して抗精神病薬の内服を促したくなったり、場合によっては精神科病院への入院を勧める以外の選択肢が見つからないかもしれません。

　このとき対話ができるかどうかで、目の前の人たちのその後が大きく変わってきます。**診断そして薬という一本の道以外のさまざまなものが見えてきます***。見えてくることは状況を理解することであり、そうなると得体のしれないものは軽減していきます。

［ケロプダス病院での
薬の位置づけ

　ケロプダス病院のスタッフは、向精神薬に対してこんな言い方をします。
「薬は上げるか、下げるかしかないんだ」
　抗精神病薬も抗うつ薬も安定剤も覚醒系の薬も、さまざまな科学的な説明が加えられていますが、その人の生活という面から考えていくと、薬というものはこのふたつの方向で考えるだけだと言います。
　あまりにも興奮しているので、気持ちが静まるために薬が必要なのか、集中力がまったくなくて意欲も落ちてしまっているから、気

---

*1992年、抗精神病薬を最初から投与することへの治療効果上の疑問から、「最初の3週間は薬の処方をしない」という調査デザインがフィンランドで組まれました。その結果、内服なしで回復した人たちが相当数いることが明瞭になりました。特にオープンダイアローグを導入していたケロプダス病院は顕著に良好な成績を示しました（この調査は現在も続いています）。

持ちを高めるために薬が必要なのか。しかしたいていは対話によって事態が解消されていくことで、薬の必要性はとても少なくなります。

　ただ私が実践を通して思うのは、連日会うことができるのかどうか、家族と距離を置かなくてはいけないときに休息するための場所があるかどうかなど、環境に大きく左右されるということです。それを実現できるケロプダス病院の周辺だからこそ、「向精神薬以外に選択肢がない」という状況に陥らない。私自身も、オープンダイアローグ実践を通して向精神薬の処方は激減しましたが、資源の限界が理由で処方せざるを得なかったり、入院の選択を勧めざるを得ないことがあります。

抗精神病薬をやめるときは慎重に

　ケロプダス病院でも、抗精神病薬の処方は皆無ではありません。発表された調査報告によると、幻覚妄想状態があった場合に一度は内服したことのある人たちは半数弱います。

　ただし、その薬を一生飲み続けるということはほとんどないようですし、処方される量も少ないし期間もきわめて短いです。そしてまた最近になればなるほど、抗精神病薬を内服する人の数は減っています。即時に対話ができるようになったり、対話的なサポートが多く存在する地域になったからと考えられています。

　それでも抗精神病薬が選択された場合、やめるときはきわめて慎重にしなければいけません。この感覚はオープンダイアローグに限らず現代精神医療では共通しています。減薬がうまくいかずに精神状態が不安定になって生活に支障をきたしてしまうことは、まれで

はありません。

　日本では、多くの人が抗精神病薬をすでにたくさん内服していま
す。この減薬は本当に難しいのです。幻覚妄想状態だったとしても
最初から密にていねいに対話できた人は抗精神病薬を必要とせずに
回復されていることもありますが、長期に内服している人の減薬は
とても難しいと感じています。

> # 睡眠薬は最初から数日間
> # 処方することがある

　ケロプダス病院のあるスタッフはこう話していました。
「抗精神病薬は最初の3回は出さないけれども、睡眠薬は最初から
数日分渡すことがあります」
　ケロプダス病院でも医師の数は少ないので、最初の対話のときに
医師がいないことはしばしばあります。現場のスタッフたちは、睡眠
薬は最初に渡すことが助けになるという経験を重ねていったようで
す。幻覚妄想状態というような状況にある人は、とても混乱し、憔
悴し、眠れない状態にあるからです。
「眠れたほうがいいのです。眠ることができさえすれば、今の混乱
した状況に対して少しだけ余裕を持って考えることができるように
なります」と言います。
　そこで看護師はポケットに睡眠薬を数個持っているそうです。そ
の薬を「今晩はこれを飲んでゆっくり休むのがいいですよ」と手渡
す、と。
　私もそのように思って睡眠薬だけを出したことも何度かありまし
たが、話せて安心して飲まずに過ごせたと言う方もいます。睡眠薬

を飲むというのも本人たちにとってはとても大きな決断になりますから、睡眠薬を手渡すことになったとしても、そのことについてもよく対話が行われていなければならないでしょう。

「そのように感じたのは
いつからですか?」

　ほかの人には見えないものや感じない感覚におののいているようなときにも、まずは話したいことを話せるように、対話が起こるように助けていきます。そのとき、次の質問がよいことがあります。それは、はじまりを聞くことです。

　「そのように感じたのはいつからですか?」と。

　そのとき何が起こって、どう感じていたのかを話してもらうと、現在の状況に至った原因が見えてきます。

　医療の専門職だけでその人の話を聞いたとしても、理解の量は不足するかもしれません。もしもその場に経緯を知っている家族がいたとしたら、話は深まります。とはいえ、何年も前の話を昨日のことのように話されるその人と、それを聞くのが苦痛であると感じるご家族。その両者の違いがはっきりと見えることもあります。その**差異こそが対話のきっかけ**になるでしょう。

　その人は苦しいからこそ、その話をしなければならなかったけれども、何度も何度も聞かされているご家族は「いい加減にしてほしい」と思う。それで喧嘩になることもあります。しかしその人にとっては、ていねいには聞かれていなかったから話し続けなければならなかったのです。

さち（娘）：私の家族は偽物です。

みちこ（母）：またそんなことを言う。何度妄想だと言ったらわかるの？

さち：いえ偽物です。たぶん宗教団体に拉致されたあと手術を受けています。

モリカワ：偽物だと思うようになったのはいつからですか？

さち：私が13歳のときです。叔父が私を殴りました。母はそのとき助けてくれませんでした。そのあと母は私を宗教団体の場所に連れていきました。叔父はその後も何度も私を殴りました。母は祈りなさいと言うだけでした。

みちこ：その話は何度も聞きました。どうして忘れることができないの？

さち：母はもう母ではありません。本当の母なら助けてくれたはずです。どうして助けてくれないのかがわかったのです。あのとき私はこわかった……。

このあとみちこさんは、私たちに向かって、こう話しました。

みちこ：あのときは私も弱かった。宗教がさちを助けてくれると信じるしかありませんでした。

"妄想"だと思い込んでいたそれを聞くことで、納得できるようになることもあります。その結果、"妄想"が生まれなくなっていくこともあります。

即時の診断名や処方の選択は、こうした時間を奪ってしまいかねません。「それは病状だから」と、話す機会を奪ってしまうのです。

その人の回復のためには、そのときのことを十分に話すことができ、聞いてもらえ、家族のあいだで理解されていく時間が必要です。

暮らす場所によって薬の量は変わる

ケロプダス病院であっても、向精神薬をまったく使わなくなったわけではありません。とても少量、継続して内服している人たちもいます。

向精神薬の量の調整について話すときに、それがどんな場所での話なのか——たとえば外来か、入院中か、施設入所中か、家にいるのか——を押さえておく必要があります。環境によって、薬の量は変わるからです。

入院環境はさまざまだといってもたいていは集団生活ですし、非日常です。薬は日常生活の助けになることを願って処方されるのですから、本来は家で、その生活を見せていただきながら、対話しながら薬を選択したほうが助けになるはずです。

認知症とともに生きる方が住む施設にもさまざまなタイプがあって、それによって薬の量が異なることがあります。たとえば、もともと小さな音がとても気になる人が集団生活を始めたら精神的にまいってしまいますから、それに見合った薬が選択されることになるでしょう。

私が日本の高齢者の各施設を訪問したとき、場所によって、向精神薬の処方量がぜんぜん違うことを知りました。よい援助を学び、環境を調整することができる施設ほど、向精神薬の利用は少なかった印象があります。まったく処方を必要としていない特別養護老人ホームもありました。

第6章

リフレクティングを身につける

リフレクティングを
身につけていなければ、
オープンダイアローグの実践は
できないと言っても過言ではありません。
まずは、実際に私たちが行った
リフレクティングの様子を紹介し、
そのあと解説をします。

　冬の寒い日の夕方、ご夫婦（夫：ミツルさん、妻：ユミコさん）が相談にいらした。スタッフは3名で、看護師（イワタ）、精神保健福祉士（ヤスイ）、医師（モリカワ）。

　ユミコさんは統合失調症の診断がある。夫のミツルさんはユミコさんが薬をちゃんと飲まないことを心配していて、なんとか病状がよくならないかと思ってセカンドオピニオンを求めていらした。まず、それぞれ何について話したいかと聞くと、ユミコさんは「特にない」と言い、ミツルさんはユミコさんについての心配を話した。

＊

ミツル：統合失調症の診断を受けて15年です。でも病識がないんです。薬をときどき飲まなくなってしまう。すると変なことを言い出すんです。だから飲めと言うとけんかになります。そして妻は何度か入院しています。どうしたら自覚してくれるのか。薬は飲んでいたほうがいいですよね、先生。
モリカワ：そうでしたか。私が話す前に、先にユミコさんのお話を聞いてもいいでしょうか。
ミツル：あ、はい。
モリカワ：ユミコさん、ミツルさんの話を聞いて、話したいと

思ったことがあったらお聞きしてもいいですか。

ユミコ：はい……。私は病気ではありません。夫には何度言っ
てもわかってもらえないんです。

ミツル：ほら、これだ。いつもそうだ。薬を飲まないと入院に
なっちゃうじゃないかいつも。いつになったらわかってくれ
るんだ。

ユミコ：わからないのはあなたのほうでしょう。なんでもかん
でも病気のせいにして。

このあと2分ほど、ミツルさんとユミコさんの言い争いが続い
た。それはエスカレートしていくようだった。

モリカワ：ミツルさん、ユミコさん。

私は少し声を大きくして、ふたりの争いを止めた（それが正しかっ
たかどうかは今もわからない）。

モリカワ：ごめんなさい。止めるようなことをしてしまって。
おふたりの話を聞いて、それぞれに言い分があると私は思い
ました。それぞれの話を最後までお聞きしたいので、できれ
ば「片方が話しているときは片方が聞いている」というよう
な会話をしていきたいと思います。ミツルさんとユミコさん
は、それぞれ私たちに向かって話していただく。私たち3人
と、ミツルさんの4人で輪をつくったときは、ユミコさんが聞
く。ユミコさんと輪をつくったときは、ミツルさんが聞く。
それを交互に行う形で話をお聞きできればと。互いの話を聞

き切ることができると理解が進んで、そうなれば何か助けに
なることを私たちも話せるのではないかと思うのです。いか
がでしょうか。そうしてもいいでしょうか。

ミツルさんとユミコさんはうなずき、まずはユミコさんが私たち
と話すことになった。輪の外でミツルさんは話を聞いていた。

＊

ユミコ：15年前のことを覚えています。私たちは夫婦仲が悪く
なっていました。夫はお酒を毎日飲んでいて、私に暴力をふ
るうようになったんです。飲んでないときはいい人でした。
でも眠れないからとお酒が増えて。私は毎日こわくて。

ユミコさんは、少しずつゆっくり話していたが、話す速度が徐々
に上がっていった。

ユミコ：あるとき、気づいたら私が精神科病院に入院していま
した。どうして入院になったのか記憶はあいまいです。入院
して私は部屋に閉じ込められて縛られました。こわかった。
おしっこの管も入れられました。外してください、取ってく
ださいと何度もお願いしたけれども、「あなたは病気だから」
「薬を飲まないと外せない」と言われました。私はこわくて……。
薬もこわくて飲みませんでした。そしたら点滴を打たれて、
何日間かほとんど寝ていて、起きたら天井が見えて。ぼーっ
として。それで拘束が外されました。薬を飲まないと部屋か
ら出せないと言われて、私は毎日飲みました。何日間も、何

もない隔離室で過ごしました。トイレが部屋にあるのです
が、和式で、自分で流せないんです。トイレをしたいときは
看護師さんに言って、紙を持ってきてもらって、それで流し
ます。でも夜は、水の音がうるさいからと言われて、トイレ
を流すこともできなかった。

ユミコさんは、話しながらボロボロと涙を流し、数秒の間があっ
て、また話し始めた。

ユミコ：私はあのときのこわさがときどき強く思い出されるん
です。でも夫は、あのつらさがわからない。私はもう病院に
行くのがこわいんです。薬も何のために飲んでいるのか今も
わかりません。薬を飲まなければ病院に行かなくていいのに。

ユミコさんは、そう話して下を向いて黙った。

モリカワ：ユミコさん、とてもつらかったですね……。

ユミコさんは声を出して泣いた。しばらくすると涙は止まった
が、うつむいたままだった。

モリカワ：ユミコさん、話してくださってありがとうございま
した。ミツルさんにもお聞きしてもいいでしょうか。

ユミコさんはうなずき、私たちはミツルさんのほうを向いて、う
なずいた。ミツルさんもうなずいて、こう話した。

ミツル：妻が、涙を流すのを久しぶりに見ました。私が酒に溺れていたから……。暴力をふるってしまったことを本当に申し訳ないと思っています。病院でそんなにつらい思いをしていたなんて、今日、初めて聞きました。いや、つらかったとは聞いていましたし、いくつかは知っていましたが、私はちゃんと聞いていなかった……。

ミツルさんは何か言葉を探すような表情をしながら黙っていたので、私たちはミツルさんの言葉を待った。

ミツル：だけども、統合失調症は治らない、薬を飲み続けなければならないと聞きました。妻をもう入院させたくないとあらためて思いました。私がやってしまったことは許されることではないけれども、妻を守るためにも、私は妻に薬を飲んでもらうようにします。

ミツルさんはふたたび黙り込んだ。

＊

モリカワ：今、おふたりの話をお聞きして、私も、そしてきっとイワタもヤスイも何か思ったことがあったと思います。少し私たちだけで話してもいいでしょうか。おふたりの前で、私たちは輪になります。そのなかで話します。おふたりは私たちの話を聞いていても聞いていなくてもいいです。ただ私たちがこう話すことで、何か助けになることがないかを探したいと思っています。

ミツルさんとユミコさんはうなずいて、私たち3人は輪になった。

モリカワ：最初、言い争いになって、おふたりの関係がとても難しいものになっているのかと思ったのですが、最後にミツルさんの言葉を聞いて……ミツルさんはユミコさんのことを守りたいと思っていると知りました。おふたりの話を聞いて、何か助けになりたいと思いました。

イワタ：病院でのことは、ユミコさんにとっては本当につらい体験だったのだと思います。トイレのことを聞くと、私も憤りを感じました。そんなことはあってはならないと思うんです。

ヤスイ：ユミコさんから、15年前のミツルさんのことと、病院でのことと、ふたつのとても大きな、つらかったことがあったと聞いて、本当にそれはこころの大きな傷になるような、恐ろしい体験だったのではないかと思います。入院する前のことはあまり覚えていないとおっしゃっていましたけれども、記憶があいまいになるなんて、どれほどの強いストレスがあったのでしょう……。

モリカワ：お薬を飲むか飲まないかの話の前に、15年前のミツルさんからの暴力があったことの話は互いにできているのかが気になりました。その話ができていなかったら、そのときのことをお互いに話したほうがいいのかどうか。互いに話したいということであれば、また私たちを交えて話せればとも思います。

ヤスイ：ミツルさんがお酒をたくさん飲まなければならなかった理由もあったのかどうか。

イワタ：つらい体験をした病院に今も通っているのならば、病院を変えるのもひとつだと思います。つらい記憶が病院に行くたびに思い出されてしまっていないか心配です。

ヤスイ：モリカワさん、お薬は飲まなければならないものですか？

モリカワ：お薬のことは、もう少しお聞きしないと判断が難しいです。お薬をやめるたびに状態が悪くなっているとミツルさんは話しておられました。お薬は飲み始めると、やめるのはとても大変です。でももう少し何があったのかをお聞きできれば、お薬をやめていく方法を一緒に考えていくことができると思います。

　私たち3人は互いに話したいと思ったことを話せたことを確認して、席をふたりの方向に戻し5人で輪になった。

＊

モリカワ：今それぞれ、何か話したいと思うことがあればまたお聞きしてもいいですか？

ミツル：本当に、私が悪かった。悪かったと思っています。私は何があっても妻を守ります。暴力をふるってしまったときのことを、妻が話したいというのであればその話もしたいです。

モリカワ：ユミコさんは？

ユミコ：みなさんにお話を聞いてもらえて、少しほっとしました。どこに行っても病気の話ばかりで、診察時間も10分くらいだから、話は薬のことばかりで、私がつらかった話をしたことがありませんでした。夫に言おうとしても、途中でけん

かになってしまうし。でも、夫の15年前のことは、私は大丈夫です。あのときの夫のつらさを知っています。眠るために飲んだお酒でそうなってしまった。夫はお酒をやめています。夫は私に謝ってくれていました。土下座してくれたんです。私はあのとき許したんです。そして今も、夫は、そう思っているんだなとわかりました。夫の気持ちが確認できたので、もうお酒の話は大丈夫です。

ミツル：薬はやめられるのですか？　私はずっと、やめられないと聞いていました。

モリカワ：やめることができるかどうかは、まだ今日の段階ではわかりません。やめることはとても大変です。とても慎重に進めていかなければなりません。病状と思われることをもう少しお話をお聞きして、そしてお薬のことを説明しますので、そのことをよく知っていただいて、それでどうやめていけるかの話をして、計画を立てていくことはできるかもしれません。みなさんそれぞれ事情が異なりますので、それぞれに合ったやめ方を探していかなければなりません。そのお手伝いはできます。

　この日の対話を終えたあと、何度か対話の時間を持ち、そして薬をやめていく計画を立てることになった。家は4人暮らしで10代の息子さんと娘さんがいるとのことで、その子たちの気持ちも聞きたいと伝え、対話の場に家族4人全員が参加した。この対話はまだ継続中である。

1 リフレクティングは なぜ必要なのか

オープンダイアローグ実践はリフレクティングがなければ成り立ちません。そのためのトレーニングも必要です。なぜでしょうか。

専門職の意見は 聞きたいが……

オープンダイアローグには、困難に直面した人と、関係する人たち、そして2名以上の専門職が参加します。専門職には対話を促進する役割があります。

専門職たちも、対話の参加者として自分たちの考えを話す場面が出てきます。たとえば参加者たちから専門家の意見が聞きたいと言われたり、対話が止まってしまって新しい視座が必要になったときです。

そのようなときに専門職が自分の考えを話すことになるのですが、このとき**面と向かって話すと、専門職からの意見であるがゆえに強いものとなりすぎてしまい**、対話の場の対等さが崩れてしまいます。参加者たちが専門職の意見に吸い寄せられてしまうかもしれませんし、もしもその意見がどちらか一方に加担するものであれば、そうでない側は対話をやめてしまうでしょう。

リフレクティングという工夫

　かといって、対話の場にいる者が何も意見を言わないというのも不自然なことです。せっかく第三者として参加しているのに新しい視座をその場に加えることができないのであれば、貢献度は低いと言わざるを得ません。それだけでなく「何を考えているかわからない人たち」になって不審を生み、対話の場を壊してしまうかもしれません。

　それらの課題を解消するため、専門職だけで「リフレクティングチーム」を結成するようになりました。

　オープンダイアローグにおいては、それまで輪になって話されていた場面から、その輪を崩して専門職たちだけで新しい輪をつくり、専門職だけで話します。

　オープンダイアローグの場で行われるリフレクティングの多くはこのスタイルですが、本来のリフレクティングはもっと多様な形があります。本章ではこのスタイルに限定して紹介をしていきますが、リフレクティングを知ることは何事においても助けになりますので、ぜひ他書や学びの場で触れていただければと思っています。

リフレクティングの
基本的な考え方

　実践上のヒントを述べる前に、ここではリフレクティングの前提
となる考え方を記します。

内的会話と外的会話

　会話には、内的会話と外的会話のふたつの種類があります。内的
会話とは、「自分のなかの声」との会話であり、外的会話とは、「外
に出た言葉」による会話を指します。

　リフレクティングチーム内での話は、その外にいる人たち、つま
り相談に来た人たちの内的会話を促進します。相手の言葉に反応し
なくてもよいことが保障されていると、相手の言葉をそのまま聞く
ことだけでなく、自分の中の声にも耳を傾けることができるからで
す。すると自分自身の思いを感じたり、考えをめぐらせることの助
けになります。このようにして内的会話が豊かになっていくと、外
的会話も豊かになっていきます。

「話す」と「聞く」を
構造的に分ける

　誰かが話しているときに、ほかの人は「何か言ってやろう」とか
「答えなければならない」などと思わずにただ聞く。これを交互に

やりとりすることが対話です。

　しかし、実はそんなに簡単ではありません。話しているときに相手の意見が耳に入れば、話す内容はその言葉に大きく影響を受けます。それによって、本当に話したかったことと、いま実際に話していることのあいだにはズレが生じやすくなります。

　そこでリフレクティングでは、「**話すチーム**」と「**聞くチーム**」**を構造的に分けてしまう**ことにしました。こうすればより安心して話せますし、より安心して聞くことができます。

リフレクティングに役立つ 小さな工夫

リフレクティングには、これまでの経験の蓄積から、さまざまな工夫があります。そのいくつかを紹介します。

やってはいけないこと

リフレクティングチームがやってはいけないことがあります。それは対話を止めてしまうことです。強い言葉によって傷つけられたときや、無視されたと感じて話す気を失ってしまうと、対話は止まります。

たとえば、**分析、客観的事実っぽい話、批判、ジャッジメント**などは、それを一方的に聞かされる人たちをひどく傷つけます。ふだんは面と向かっては言わないようなことでも、面と向かわないスタイルになると口にしやすくなるので注意が必要です。

アバウトネスではなく ウィズネスで

アバウトネス（aboutness）とは、自分たちとは切り離されたこととして扱う話し方で、ウィズネス（withness）というのは、自分たちのこととして扱う話し方です。このふたつのどちらになるかで、リフレクティングの方向が大きく変わります。たとえばこんな違い

です――。

　さとしさん（夫）と、けいこさん（妻）は大げんかをしています。けんかの原因は、さとしさんの両親によるけいこさんへの嫌がらせです。

●アバウトネスの会話

A：さとしさんはどうして両親のいやがらせを止めないのでしょう。けいこさんはそれで困っている。嫁姑問題じゃないですが、さとしさんがしっかりしなければならないと思います。
B：私はけいこさんにも問題があると思いました。さとしさんも両親に何か言えないことがあるのではないかと思います。

●ウィズネスの会話

A：さとしさんとけいこさんの話を聞いて、私はとても心配になりました。さとしさんがどうして両親を止めることができないのか。何か事情があるのか。その理由を聞いてみたいです。
B：さとしさんの気持ちもそうですが、実際に嫌がらせを受けるけいこさんにとってもつらい日々だと感じます。おふたりがけんかになるほどのことがあるのでしょう。おふたりのお話をもう少し聞いて、一緒に何ができるか考えたいです。

　一言でいうと、前者は他人事、後者は自分事として考えています。ただそれだけで、話されている内容はまったく変わります。
　アバウトネスの会話は、「他人が知ったようなことを言う」とい

うように自分たちとは切り離されたものと感じて聞こえるでしょう。実際にそうだからです。ウィズネスの会話は自分たちのことをちゃんと聞いてくれている、親身になってくれていると感じます。こうした感触を持つことで、初めて一緒に対話していく気持ちが生まれます。

話された言葉を
そのまま使う

　リフレクティングに限ったことではありませんが、本人たちが話した言葉は、できるだけそのまま使って話すのがよいとされます。
　つい言葉の言い換えをしたくなることもあると思いますが、言い換えとは、解釈や分析されたことの結果ともいえます。使われた言葉そのものに、使ったその人たちにとっての意味が付与されていますから、言い換えられることを「尊重されていない」と感じる人もいるでしょう。
　同じ言葉でも人によって意味が異なることもよくあります。使われた言葉の意味がわからないときは、その言葉の意味を聞く。それだけで対話の助けになります。

話されなかったことは
話さない

　リフレクティングチーム内では、「それまで話されたこと」について話をします。話されたことには、できるだけすべて触れたほうがいいとされています。触れなかった話は、無視されたり大事にさ

れなかったと感じるでしょう。どの話に価値を置いているかは話した本人だけが知っています。

同時に、話されなかったことを話すこともやめなければなりません。リフレクティングチームのなかで関係のない話がされたら、自分たちが尊重されていないと感じるはずです。

また、リフレクティングチームが「話されたことを話す」ことによって、参加者は自分たちの話がどのように聞こえたのかを確認する機会にもなります。自分の言葉を他者から聞くことによっても、自分自身との内的会話が促進されます。

ここまでの話をまとめると、**話されたことにできるだけ触れて、その話において自分がどう思ったり感じたりしたかを、ウィズネスを持ちながら話す**ということです。

［ちょうどよい差異を意識する

話されなかったことは話さない。しかしだからといって話されたことをそのまま繰り返すだけでは、リフレクティングチームの意義は半減します。繰り返すことに加えて、「ちょうどよい差異」を意識して話していくことで、対話が動き出します。

差異といっても、それが小さすぎて、話したことがそのまま繰り返されただけでは、「聞いてもらえたけれども何も動くものがない」となってしまうかもしれません。その話をどのように聞いてどう思ったかを加えなければ、差異は生まれません。差異が対話を促進します。

一方で差異が大きすぎれば、傷つく原因となったり、関係ない話

をされたと感じさせて、対話を続ける気持ちを削いでしまいます。解釈が大きすぎたり、批評したり、ジャッジメントすれば、そうなります。その後は、話したかったことではなく、傷ついたことに対して怒りを表明する時間が生まれるだけになるかもしれません。

　ちょうどよい差異は、人によって全然違います。その人と積み重ねてきた関係性によっても変わります。ちょっとでも違うことを言うと「わかってもらえない」となって、怒ってしまうこともあります。時間を重ねると、大きな差異がうれしい発見を生んで、ちょうどよいということもあります。互いに理解しあえている関係にあればこそです。

　ちょうどよい差異はウィズネスの感覚を持つことで発見しやすくなります。自分事として話を聞き、話すことができると、ちょうどよい差異になりやすいです。

　ちょうどよい差異がわからないときは、小さすぎる差異のほうが安全です。小さすぎたとわかれば少しずつ大きくすることができますが、大きすぎて傷つき体験となってしまうと、その修復は難しくなるからです。修復できるだけの力がリフレクティングチームにあればよいですが、その力がなければ決別や分断を生じさせてしまいます。

リフレクティングチームの話は短めに

　リフレクティングチームが話す時間は短めがよいとされています。その理由はまず、そもそも対話の時間は「本人たちの時間」だからです。そこに「ほんの少しだけ」他者の話が入るだけで、話し

172

たいという思いが促進されます。

　短めのリフレクティングは、60分のあいだに何度か繰り返すこともできます。「リフレクティングチームの会話を始める」と意気込まずに、専門職どうしで普通の感覚で短く話す、というのでもよいと思います。

　しかしときには長めに話さなければならないこともあるかもしれませんから、何が正しいかというよりは、その場その場での感覚を大切にしながら決めていくということになるのだと思います。

参加者は
聞いていなくてもいい

　リフレクティングを始める前に、こんな言葉を足すとよいでしょう。

「これから少し私たちだけで話をしたいと思うのですが、みなさんは私たちの話を、聞いていても聞かなくてもいいです。どうか自由にリラックスしていてください」

　これは聞き手の思考を自由にするためです。専門職による話を一生懸命聞くよりも、話を聞きながら自分自身の内的会話が豊かになることが大切です。

　もっとも、自分たちのことが話されるので、たいていの人たちは一生懸命に聞きます。しかしそれが度を過ぎて、リフレクティングチームの話が正しいものだと力を入れて一言一句メモをとろうとする人もいます。それでは対話を促進できなさそうです。

　リフレクティングを始める前に「**メモをとるような正しい話ではない**」という宣言ができれば、聞き手たちも安心して自分の内側に

注意が向けられます（自分の内側の声をメモしたくなることもありますので、「メモがだめ」というわけではありません）。

2回目の中断があったら リフレクティングはやめる

さて、リフレクティングが始まりました。たいていはチーム内の話が終わるまで、その場にいる人たちは聞き切ってくれますが、話したいことがあふれて途中で言葉を発したくなる人もいます。

そんなときは一度その人の言葉に応答して、もう一度チーム内の会話に戻ります。ただもう一度言葉が出た場合は、そのときはリフレクティングはやめるほうがよいとケロプダス病院で言われました。絶対的にそれが正解だというわけではないでしょうが、かれらの経験値ではそうしているそうです。

私自身も、そのほうがよいと感じています。その方は話したいことがあふれた状態なのかもしれませんし、聞く準備がまだできていない状態なのかもしれません。あるいは、リフレクティングチームの話がその場に合っていないのかもしれません。

視線は合わせない

ここまで述べてきたように、リフレクティングチームは全体の輪からいったん抜けて専門職だけで会話を始めますが、このとき、相談者とは視線を合わせないこととされています。

視線は思考を縛ります。目と目を合わせて話すと自分自身の内的会話が聞こえにくくなります。完全に視線が外れたときに、あたか

も、ラジオで自分たちのことが話されているような感覚になるで
しょう。自分たちからは何も言えない構造であるがゆえに、聞いて
いる側の内的会話が豊かになっていくというわけです。

4 リフレクティングの 始め方と終え方

リフレクティングはどのように始めて、どのようにやめるか。難しい課題ですが、これまでの実践である程度の答えは出ています。

始めるタイミングは？

リフレクティングを始めるタイミングは、「間が生まれたとき」がよいとされています。それぞれがいったん話し切ったあとに、こうした間が生まれます。そんなときに、

「みなさんの話を聞いて、私たちが思ったことも話してみてもいいでしょうか」

と言って始めるのは自然な導入になるでしょう。

対話の場の参加者たちが、専門職に質問をすることもあります。それもまた考えが止まって間が生まれたときと考えられます。相手の考えを聞きたいときは、考えるのをやめているときでもあるからです。

私はよく「診断名は何ですか？」「病気は治るのですか？」「先生はどう思いますか？」などと聞かれます。そういうときには、「私ともうひとりの専門職とで意見が違うかもしれません。診断名を考えるためにも、まずは私たちが互いに話してもいいでしょうか」という言い方でリフレクティングを始めることがあります。

ていねいな言葉で始める

　リフレクティングを開始するときは、慎重に説明をしたほうがいいでしょう。先に例示したものとほとんど同じですが、たとえば、

「今日は専門職が2名います。みなさんの話を聞いて、それぞれ違うことを思っているかもしれません。ここで少し私たちだけで意見交換をしてみてもいいでしょうか」

などという言い方もあります。

　リフレクティングをすでに知っている方たちの前であれば、

「これからリフレクティングを行いたいと思うのですがいいでしょうか」

といったシンプルな言い方でもいいでしょう。

　トム・アンデルセンは、「あなたたちの会話の助けになるかもしれない」と言ってリフレクティングを始めたそうです。

　ほんの一言二言、専門職同士で話をするというのであれば、確認は必要ないかもしれません。その場がポリフォニーのような状態になっていれば、短いものであれば自然に導入されるでしょう。

　私が医師として対話の場をファシリテートしているようなときは、チームメンバーは、私に向かって医師としての意見を聞くことがあります。これもまた自然なリフレクティングの導入の形だと私は感じています。

　リフレクティングを終えるときは、参加者たち全員とふたたび輪
を結成します。そして、チーム以外の人たちにこんふうに話を向け
ます。

**「みなさんそれぞれ話したいと思ったことがありましたら、お聞き
してもいいでしょうか」**

　リフレクティングチーム内での話を終えたあとは、必ずそれを聞
いていた人たちが言葉を出す時間をつくらなければなりません。参
加した人たちが自由に話せるようなきっかけをつくるのが、リフレ
クティングの主たる役割ですから。

あるリフレクティング

　本書のリフレクティングメンバー（193ページ参照）の村井美和子さんは、相手に寄り添うことに関して私は足元にも及びません。美和子さんに本書のリフレクティングをもらったときに、この人のように自分の気持ちを話すことができたら、本当に楽になるのだろうなとあらためて感じました。この本に対する美和子さんのリフレクティングを少しシェアします。

《序章がすごくよかった。敷居が下がった。人がそこにいて、こころを動かしたり、悩んだり、探ったりしていたケロプダスの背景が伝わってきた。オープンダイアローグにこころをつかまれた森川さんが、その秘密をつかもうと必死にビルギッタさんに食いついて。私たちと同じようにもがいていて、等身大に感じた。》

《私は、森川さんが困っているのをさんざん見ている。しんどそうだった。ドクターにかかる重責がすごくて、「それは本当にドクターがやらなきゃいけないことなのかな？」と思うこともあった。一生懸命変えようとしていたけど、それによって生まれた確執に葛藤していた。それで去る人たちもいた。身近な人に弱さ、困りごとを見せるようになって、今いるメンバーが残った。》

　美和子さんの気持ちを聞いて、私はこの本を書き終える勇気をもらいました。そして、次の第7章が新たに生まれました。

対話的な組織になるために

本章では、私がこれまで
どんなふうに組織づくりを考え、
実践してきたかを書いてみます。
まだまだ途上であって、
ここに書くのは
本当にたいしたことのないものですが、
一事例として
読んでいただければと思います。

対等に 対話をする試み

先生と呼ぶのを やめてもらった

医者を「先生」と呼ぶのをやめるのは、最初は抵抗があるかもしれません。私自身は「森川さん」など先生と呼ばれないことに心地よさを感じますが、一方で、目上の医師に対して先生と呼ばないことはなかなかできません。

当初、クリニックのスタッフたちも同様でした。それでも先生と呼ぶことを禁止し続けました。これに慣れると、スタッフ間の意識の上下関係は弱まります。上下関係が強ければ対話は続きません。

スタッフ間での会議を 対話的にした

会議の場を対話的にするにはどうしたらいいでしょうか。限られた時間のなかで、意思決定をしなければならない事項がたくさんあるときに、はたして対話を続けることは可能でしょうか。

会議をよいものにする方法はすでに多く知られていますが、私がこれまで参加してきた会議で、そうした方法を実践している場はとても少なかったです。今でも私はただ参加しているだけで発言でき

ない会議は複数あります。その理由は、議案が多すぎる、議案に関係のない参加者が参加している、意思決定をすることが目的化していて議論する余地がほとんど存在しない、などさまざまです。

そんななかでも、私に実質的な発言権のある会議では、オープンダイアローグの考えにもとづいていくつかの工夫をしています。そのうちのひとつに、「**1回目の会議では意思決定をしないで全員の声を聞くだけにする**」というものがあります（189ページ Column参照）。

誰にも邪魔されずに話したいことを話し切る。一方で聞く側も反論しようとして聞かなくてもいい。1回目がこうした会議になると、互いのことをよく知ることになって、会議の後もたくさん話をするようになる。すると逆に、意思決定も自然になされるようです。

この会議の形は、オープンダイアローグのセッションと同じ構造です。60分でできることは対話のみです。しかしそれを終えた後でも対話が続き、話が尽くされたときに暫定的な意思決定が起こり、それもまた対話によって変化していきます。

私自身が対話のトレーニングを行った

私は院長ですが、正直なところリーダーという役割はまったく向いていませんでした。仲間と対話することもできていませんでしたし、どちらかというと自分の意見をほとんど発言しないタイプでした。責任を担うのがこわかったのだと思います。

私はスタッフの声に本当の意味で耳を傾けていませんでしたし、自分が思ったことを素直に話すことができていませんでした。私自身が対話的ではなかったのです。

今では私は、院長という役割を担うことにそれほど負担や不安を感じていません。ふりかえれば、それは私が対話のトレーニングを行ったからだと思います。

　今も本当に対話的かと問われればまだまだだと言わざるを得ませんが、しかし仲間と対話することができるようになってからは、クリニックの動きも人と人との関係性もよくなったと感じます。本当によくなったなと感じたのは2020年6月頃、ほんの最近のことです。

組織としての
チャレンジ

仲間づくり

　最初に何かを立ち上げるときに、やはりそのことに必要な知識と
態度を持った人たちがいなければ、実現するのは難しいことだと思
います。つまり、まずは仲間づくりが大切です。

　私は仲間に恵まれました。一緒に対話のトレーニングを行った人
や、ケロプダス病院に行った人たちが、私が働いている場所に何人
もいます。そうなると組織はおのずと対話的になるので、同じ経験
をしていないスタッフも、みな対話的になりました。

　最初からうまくいったわけではありません。残念ながら、私たち
の活動と合わずに辞めた人も何人かいます。私自身が未熟だったか
らだと今は思っています。

対話トレーニングプログラムを
つくった

　日々の実践も、対話的な会議も、そのまま対話のトレーニングに
なります。それと同時に、対話のトレーニングそのものを行うこと
も大切です。

　まだ十分にできているわけではありませんが、ケロプダス病院と

同じようなプログラムを私のいるクリニックでも開始しました。ひとり120分弱の時間のなかで、自分の話や家族の話をし、仲間にリフレクティングをしてもらい、そしてまた話すというものです。すると互いのことをよく知るようになるためか、なんだか一生続く友人になった感覚になります。この感覚は、ケロプダス病院で感じたものと同じです。

　今は、ほかの病院ともトレーニングプログラムをつくっています。それぞれの組織でそれぞれに場所に合ったやり方がありますから、理念は大切にしながらも、柔軟にプログラムをつくっていければよいと思います。

話し合い続ける

　仲間たちと対話するようになってからは、組織の意思決定に上下関係がなくなりました。

　院長が最終決断をする、運営や経営のことは院長が考えなければならない、スタッフは実践のことに集中していることが大切だ、というような雰囲気があったときは、そこに境界がはっきりとあって、やはりうまくいかないことがたくさんあったように思います。今は、対等の立場で一緒に話し合って、考えることができています。

　これまでは「患者さんを助けるためにこれをやったほうがいいvs.経営上できない」というような対立や、「医者なのに人助けをしないのかvs.医者も人間だ」というような衝突がありました。しかしそれでは互いに仕事を押しつけ、大切にしあっていないのと同じです。今は、

「クライアントさんのためにこうしたい」

「そうするとどんな経営の工夫をしようか」

「こんな運営方法はどうか」

「患者さんたちから相談があったときに医師の予約枠が埋まっていてすぐに相談を受けられない。だったら無償になってしまうけど医師以外の時間の空いている人が即時に話を聞こう」

などと話が展開するようになりました。

Tolerance of Uncertainty
（あきらめない）

　私たちのクリニックがオープンダイアローグを始めたのが2015年9月です。まだ、6年も経っていません。

　ケロプダス病院が実践を開始してオープンダイアローグと名づけるまでに11年、フィンランド中がオープンダイアローグを認めるまで20年が必要でした（2020年2月、フィンランドでのトレーニング中に現地の人たちに聞いたところ、フィンランドでは「家族療法のトレーニング（国家資格）の場面では必ずオープンダイアローグを学ぶ」ことになったそうです）。

　だから私たちの実践がうまくいかないことがたくさんあるのは当たり前です。それであきらめてしまえば歩みは止まってしまうわけですが、ビルギッタさんを初めとするケロプダス病院の仲間たちがあきらめなかったように、対話が大切だと思うのであれば、あきらめないで対話を続ける。そうしたらきっとどこかで何かが見つかるように思います。

　ケロプダス病院も、オープンダイアローグが見つかるまではたくさんの苦労をしていましたし、オープンダイアローグを見つけてからも困ることは次から次へと出てくるようです。だからただ対話を

続けています。そうするしかないのだという、それがオープンダイアローグから学ぶ、組織づくりの要諦なのだと思います。

*

　組織が困難に直面したならば、そのことに関わる人たちが集まって対話を続ける。そこから見えてくるさまざまなことを一つひとつ確認しながら、小さな一歩を明日から始める。

　ケロプダス病院のスタッフたちは、「やってみたらいいよ」といつも言ってくれます。オープンダイアローグ、ぜひ気軽に始めてみてください。

　ここまで読んでくださってありがとうございました。そしてみなさんと一緒に、これからも学び続けていくことができるのを願っています。

1回目は意思決定をしない会議

　オープンダイアローグの考えにもとづいた会議の一例を示します。

　フィンランドのある市議会で、対話をファシリテートする職員のひとりが「会議を2回する」という自分たちの実践を紹介してくれました。1回目の会議は全員の声を聞く場として意思決定はせず、2回目に意思決定をするというものです。1回目と2回目の間隔は「1週間から1か月」と、場面によって変化します。

「議会は対立構造になっています。議論はあっても意思決定は多数決で決まります。そうなれば、多数派の意見がいつも優先されるだけです。そこで私たちは議会の前に2回の対話の場をつくりました。1回目は議員全員で輪になって座り、そこで一人ひとりが自分の考えを話し切るようにします。それまでの会議では、ほとんどの人が自分の意見を聞き切ってもらったことがありませんでした」

「それまでは、誰かが話しているときに、異なる意見の人はその話を途中で中断させ自分の意見を押し通そうとしていました。相手の話をそのまま聞くということはなく、何か反論してやろうと考えながら聞いていました」

　こうなると議論は深まることなく、ただの勝ち負けの争いになってしまいます。

「今は、誰かが話しているときは、他の人は誰も邪魔しません。それぞれの人は順番に、自分が話したいことを話し切ります。1回目の会議はこれで終わります」

　十分な時間を使って、話し切り、聞き切ってもらえると、自分と対立する意見の人がどうしてその考えなのかを理解す

ることができます。同時に、相手の考えが自分の意見を広げてくれたり、考えを促進してくれることに気づきます。こうして会議の前後で、それぞれの議員の考えは一歩も二歩も進みます。

「2回目の会議はだいたい1か月後に行われます。そのあいだ、何も起こらないわけではありません。議員たちは、次の会議の前に互いの意見を活発に交換します」

1回目の会議の前は、相手の考えがわからなかったので互いに話をしなかった。しかし会議のあとには相手の考えの背景がわかるため、互いにもっと話したくなるということが起こります。

「2回目の会議のときまでにしっかりと話すことができれば、意見は十分に深まったものになっています」

こうして自分だけの考えにもとづいて議論していた議会は、互いの考えをよく理解したうえでの議論に変化してきたと、その職員は言っていました。

おわりに

　オープンダイアローグとは何でしょうか。オープンダイアローグの実践者たちに問えば、それぞれの答えが返ってくるでしょう。質問をする側の意図や状況によっても、異なる応答があると思います。実際にさまざまな現場で行われているオープンダイアローグは、それぞれ違った形を持っています。そのなかで共通するのは、「ただ対話をする」ということのみです。

　対話が困難になった関係性のなかで対話を開く——ただそれだけを大切にしているのがオープンダイアローグだと私は思います。

　私は本書を、日本の現場でオープンダイアローグを実践するにはどうしたらいいかを考えながら書きました。本書に記されているのは、対話の場を開くためのアイデアのひとつにすぎません。これが絶対に正しいということではありませんし、むしろその逆を行ったほうがいいこともあるかもしれません。たとえばリフレクティングチームの話は短いほうがいいとされていますが、ときには長く話すことで、相手の内的会話の促進を助けることもあるからです。

　オープンダイアローグは、考え方や理論がわかったからといって実践できるものではありません。対話実践を続けること、それ自体が対話実践の助けになるでしょう。しかしそれだけでなく、つねに学び続けることが大切です。クライアントたちからのフィードバックや、仲間たちからのスーパーバイズも助けになります。

　長く対話実践をしてきたある人は私にこう言いました。

「オープンダイアローグが好きな人たちと、オープンダイアローグだけを学ぶようなことはやめたほうがいい。さまざまな人たちと交流し、対話したほうがいい。そのほうが困難に直面したその人たちの役に立つ」

　本書で中心的に紹介したケロプダス病院のスタイルも固定されたものではなく、次の瞬間には変わっているかもしれません。ケロプダス病院以外のオープンダイアローグも存在します。別のところで行われているオープンダイアローグを知ることも、実践のヒントになるでしょう。

　一人ひとり異なる事情のなかで、どうしたら対話を開くことができるのか。それを考えながら私は今日も対話を繰り返しています。

＊

　本書作成の旅は、2016年の夏に、医学書院の白石正明さんが私に声をかけてくださったことから始まりました。オープンダイアローグの本であるということから、私ひとりでは書くことができないと思い、そのように白石さんに伝えると、ケロプダス病院の現地に行ったり、トレーニングと実践を続けているメンバーたちと対話する場をつくってくれました。

　それを素材にして、最後の1年ちょっとは森川が文章を書き、白石さんがわかりやすく直してくださる往復を何度も行いました。

　そしてある程度完成したあと、2021年2月28日の20時から、本書作成の仲間たちからリフレクティングをしてもらいました。その

場に参加できなかった人からはメールもいただきました。このとき私の内的会話はとても促進されました。その気持ちで再度本書を直し完成に至っています。

　本書のリフレクティングメンバーは次の方々です（五十音順）。
　岩本雄次さん
　　　（精神保健福祉士、池袋で一緒に夜回り・炊き出しをやった人）
　下平美智代さん
　　　（看護師・公認心理師、2014年9月ケロプダス病院に連泊した人）
　三ツ井直子さん
　　　（看護師、2015年9月トルニオを一緒に歩き回った人）
　村井美和子さん
　　　（精神保健福祉士、アーリーダイアローグの日本の第一人者）
　矢原隆行さん
　　　（臨床社会学者、リフレクティング・プロセスの探究者）
　また、白江香澄さん（精神保健福祉士・公認心理師）、渡邊乾さん（作業療法士・活動家）も対話の場に参加してくださいました。
　これらの仲間たちと何度も繰り返し行った対話のお陰で、本書は完成しました。この複数名が実質的な著者です。そして医学書院の白石正明さんは、私たちの理解が進むのを待ち続けてくれ、言葉になることを助けてくれました。そのことにこころより感謝しています。

2021年7月

森川すいめい

著者紹介

森川すいめい[もりかわ・すいめい]

1973年、東京都生まれ。精神科医、鍼灸師。
ふたつのクリニックで訪問診療等を行う。ホームレス状態にある人を支援するNPO法人「TENOHASHI（てのはし）」理事。認定NPO法人「世界の医療団」ハウジングファースト東京プロジェクト理事。オープンダイアローグ国際トレーナー養成コース2期生で、2020年に日本の医師としては初めてオープンダイアローグのトレーナー資格を取得した。著書に、『漂流老人ホームレス社会』（朝日文庫）、『その島のひとたちは、ひとの話をきかない──精神科医、「自殺希少地域」を行く』（青土社）、『ハウジングファースト──住まいからはじまる支援の可能性』（共著、山吹書店）、『感じるオープンダイアローグ』（講談社現代新書）など。

まんが やってみたくなる
オープンダイアローグ

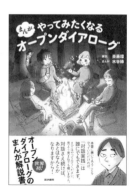

斎藤環=解説　水谷緑=まんが
A5 ｜ 頁176 ｜ 定価：本体1,800円＋税
［ISBN 978-4-260-04677-0］

6編の物語と4章の解説で、オープンダイアローグのエッセンスを2時間でつかめるよう構成。これを読んだら、まずはやってみてください。見よう見まねでも構いません。「対話さえ続けば、あとはなんとかなる」──これが本書の最大のメッセージです。

開かれた対話と未来
今この瞬間に他者を思いやる

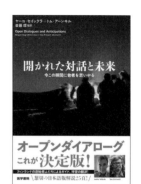

ヤーコ・セイックラ＋トム・アーンキル=著
斎藤環=監訳
A5 ｜ 頁376 ｜ 定価：本体2,700円＋税
［ISBN 978-4-260-03956-7］

フィンランドの創始者ふたりがオープンダイアローグの謎を解き、具体的方法をわかりやすく紹介した決定版！ 巻頭には斎藤環氏による懇切丁寧な日本語版解説（25頁）、巻末には日本ですぐに使える「対話実践のガイドライン」（28頁）を完全収載。

オープンダイアローグとは何か

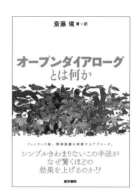

斎藤環=著＋訳
A5 ｜ 頁208 ｜ 定価：本体1,800円＋税
［ISBN 978-4-260-02403-7］

シンプルきわまりないこの手法に、なぜ世界が注目するのか？ 斎藤環氏の熱情溢れる解説と、第一人者セイックラ氏の重要論文が融合。生き生きとした事例、具体的なノウハウ、噛み砕いた理論紹介で、精神医療界に衝撃を与えた画期的な書！